从容面对衰老
——老年常见疾病问与答

主编 王晶桐

北京大学医学出版社

CONGRONG MIANDUI SHUAILAO——LAONIAN
CHANGJIAN JIBING WEN YU DA

图书在版编目（CIP）数据

从容面对衰老：老年常见疾病问与答 / 王晶桐主编
. —北京：北京大学医学出版社，2018.11（2021.5 重印）
ISBN 978-7-5659-1908-4

Ⅰ. ①从⋯　Ⅱ. ①王⋯　Ⅲ. ①老年病－常见病－防治
－问题解答　Ⅳ. ① R592-44

中国版本图书馆 CIP 数据核字（2018）第 252658 号

从容面对衰老——老年常见疾病问与答

主　　编：王晶桐
出版发行：北京大学医学出版社
地　　址：（100191）北京市海淀区学院路 38 号　北京大学医学部院内
电　　话：发行部 010-82802230；图书邮购 010-82802495
网　　址：http：//www.pumpress.com.cn
E-mail：booksale@bjmu.edu.cn
印　　刷：北京信彩瑞禾印刷厂
经　　销：新华书店
策划编辑：高　瑾
责任编辑：畅晓燕　　责任校对：靳新强　　责任印制：李　啸
开　　本：880 mm×1230 mm　1/32　印张：8.875　字数：219 千字
版　　次：2018 年 11 月第 1 版　2021 年 5 月第 3 次印刷
书　　号：ISBN 978-7-5659-1908-4
定　　价：58.00 元

编者名单

顾　问	苗懿德	郁　治	安学军	张　丁

主　编　王晶桐

副主编　褚　琳

编　者（按姓名汉语拼音排序）

阿如娜	宝　辉	陈陵霞	褚　琳	邓利华
高　丹	郭宇枢	郭　远	姬燕琛	郏　蓉
贾春玲	姜　娟	康丽萍	黎梦涵	李　婷
李　卫	刘　杰	刘　新	刘　一	刘　颖
柳　鹏	马可敬	孟春英	任慧玲	宋　青
苏　琳	王勃诗	王晶桐	王　楠	王艳红
魏雅楠	徐　惠	薛　倩	闫丽娟	杨素敏
张金金	张　茗	张　乔	张庆文	张义英
赵晨昭	赵黄侃	赵　阳	周　全	

前言

关爱老年人

在享受生命的过程中，每个人都渴望长寿，期望有幸福的晚年，而健康是实现幸福晚年的基本保证。然而，衰老是不可抗拒的自然规律，老年人不可避免地会面临健康问题，不得不应对多种慢性疾病。因此，老年人比其他人群更要关注健康，这也是《养生堂》等健康保健节目能够吸引众多老年人的重要原因之一。

老年人的慢性疾病常常是不能治愈的。老年朋友需要更多地了解疾病，同时了解衰老过程中的变化，这样才能与疾病"和平共处"，更好地维护身体的各项功能，品味"夕阳红"之美。作为一名临床医生，我们每天为老年人服务，可以有机会更多地了解老年人对于健康和疾病常见的疑问是什么，以及对健康有哪些需求。与老年人相处的时间越多，尤其是高龄老人，越能体会到老年患者的不易。因此，我们萌生了能为老年人做点儿什么的想法，也就酝酿了这本专门针对老年朋友的科普书籍的写作。

参与书籍编写的专家是常年工作在临床一线、为老年患者服务的医务工作者，有临床医生、营养师、药师、护士，内容是根据老年患者的需求选择的。为了做到通俗易懂，作者尽量避免深奥的专业术语，也接受了来自患者、家属的意见和建议，希望能够真正帮助到老年人。

本书的编写得到了社会多方的支持，体现了社会对老年群体的关爱。北京市西城区政府、西城区卫生和计划生育委员会对书籍的出版给予了大力的支持，让我们医务工作者切身体会到北京市西城区卫生健康工作的务实、细致，并与老龄化社会发展与时俱进，相信西城区踏踏实实的行政工作会惠及更多的老年人。同时，要感谢北京大学医学出版社，不仅编辑工作细致入微，更重要的是体谅老年人的阅读特点，内容排版特别考虑了老年人的阅读需求，以人为本，以老年人的健康为重，充分展示了北医人的厚道。还要感谢为这本科普书籍付出努力的每一位同道、朋友、家人，我们共同的努力会为老年人的"夕阳红"添一抹绚丽的色彩，让每一位老年朋友颐养天年！

王晶桐

北京大学人民医院

目录

第 1 章　心血管系统疾病 / 1

第4章 内分泌系统疾病 / 89

第5章 神经、肌肉系统疾病 / 121

第6章 泌尿系统疾病 / 135

第 11 章　老年人护理 / 247

第1章

心血管系统疾病

都是高血压惹的祸

张大爷今年 78 岁，5 年前体检时发现血压为 170/90 mmHg。因为没有什么不舒服，所以张大爷一直没有在意，这几年没再体检，也未测血压。平时饮食油腻、抽烟喝酒，也很少锻炼。2 天前张大爷突然左胳膊和左腿不能活动，说话也不利索了，家人送他到医院，检查头颅 CT 后，医生说张大爷得了脑卒中，主要是高血压造成的。但张大爷说"虽然血压高，可我自己并没有什么特别的感觉啊，怎么就变得这么严重了？高血压到底有什么危害？"

我国 60 岁以上老年人群高血压患病率约 60%，至少 2 个老年人中就有 1 个患高血压。部分老年人血压高的时候并没有什么特别的感觉，加上认为年纪大了血压高点是正常现象，因而忽视了长期血压高带来的危害。研究表明，老年高血压是导致老年人心脑血管疾病的重要危险因素，是影响老年人生活质量和寿命的重要原因。

◆ 长期血压升高，可导致全身小动脉病变，引起管腔内径缩小，出现重要脏器如心脏、脑、肾的缺血；另外，高血压及其伴随的危险因素促进了动脉粥样硬化的发生及进展，逐渐出现的血管管腔狭窄和（或）粥样斑块破裂可带来严重后果。像张大爷这样的患者，很可能是动脉粥样斑块破裂，导致了脑卒中，出现偏瘫、言语不利、吞咽功能障碍或意识障碍等。

- 还有些患者，长期血压增高使脑血管发生缺血及变性，形成微动脉瘤，一旦破裂可以发生脑出血，表现为突发剧烈头痛、恶心、呕吐、意识障碍甚至危及生命。
- 在心血管方面，长期血压升高使患者心脏负担加重，心脏向外泵血需要更大的力量，可引起左心室肥厚和扩张，导致高血压性心脏病，并常常合并冠心病，可出现心力衰竭、心肌梗死和严重心律失常等危重情况。
- 长期持久血压升高还可致肾损害和视网膜动脉病变，出现蛋白尿、肾功能异常、慢性肾衰竭、视网膜动脉出血等。
- 严重高血压还可以促使主动脉夹层形成并破裂出血，常可致命。

这些可以说都是高血压惹的祸，老年人群应该重视高血压的危害，有效控制血压是至关重要的。

温馨提示

高血压病症状隐匿，是名副其实的隐形杀手。长期高血压可引起心、脑、肾等重要脏器病变，促进动脉粥样硬化，导致心脑血管事件、慢性肾衰竭等，严重影响老年人健康及生活质量，老年人应重视高血压的管理。

血压测量不可小视的 N 个环节

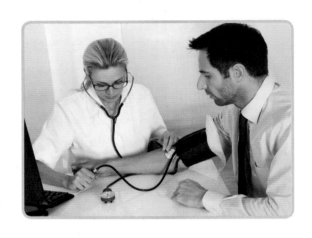

许多高血压的老年患者，会经常遇到这种情况：平时规律用药，经常自己监测血压，有时候在家里测血压，有时候到附近的社区医院去测血压，测量的血压数值可能经常不一样。老年患者会担心血压波动有不良影响，并感到困惑：平时听大夫的话，生活规律，每天按时吃药，为什么血压还这样波动呢？

遇到这种情况，首先要考虑到有可能是测量血压的时候出现了问题。要想血压测量准确，能够真实地反映血压情况，在血压的测量方面我们需要注意以下环节：

◆ 在测量设备方面，家庭自测血压时推荐使用经国际标准化（如 AAMI、BHS、ESH）认证的电子血压计。优先推荐上臂式全自动电子血压计，其准确性和重复性较好，临床研究证据较多，测量方法易于掌握。腕式血压计测量血压时不须暴露上臂，在寒冷地区或脱衣服不方便者使用较方便，但其使用方法比较复杂，不同血压计之间差别较大，一般情况下不推荐。

◆ 测血压前 30 分钟内不喝咖啡或酒，不剧烈运动，排空膀胱，坐位休息至少 5 分钟。

◆ 需要准备适合患者手臂高度的桌子，以及有靠背的椅子；也可采用更舒适一些的落座条件，比如沙发等稍矮一些的座位，但应尽可能确保捆绑袖带的上臂与心脏处于同一水平。

◆ 使用大小合适的气囊袖带，气囊至少应包裹 80% 上臂；测量时尽量裸露出上臂，将袖带紧紧贴缚在被测者的上臂，袖带边缘不要卷起，以免袖带起止血带的作用；袖带的下缘应在肘弯上方 2 ～ 3 厘米处，一般认为能塞进 2 个指头为松紧适度。

◆ 首次测量的时候，应测量左、右上臂血压，以后通常测量较高读数一侧的上臂血压。健康人两上肢的血压可不相等，左右两侧血压相差 10 ～ 20 mmHg，一般是右侧高、左侧低。

除了测量需要注意上述细节外，人体血压会受到昼夜节律、情绪、运动状态、冷热环境、饮食等因素的影响。正常人血压呈现昼夜节律特点，早上的血压较高，晚上的血压较低，测量血压的时间不一样，血压可能会有差别。家庭血压监测时，应每日早（起床后）、晚（上床睡觉前）各测量 2 ～ 3 次，间隔 1 分钟。初诊患者、治疗早期或虽经治疗但血压尚未达标或不稳定的患者，应在就诊前连续测量 5 ～ 7 天；血压控制良好时，每周测量 1 ～ 2 天。

另外，测血压时应以诊室医生的血压测量结果为主，但有些老年人在医院诊室测血压时情绪紧张，会出现"白大衣性高血压"，显得诊室血压和家庭自测血压相差较大，这类患者可结合 24 小时动态血压监测来管理血压。

温馨提示

测量血压要注意很多细节，才能保证血压测量准确。诊室血压、家庭自测血压和 24 小时动态血压监测相结合，可以更好地管理血压。

老年高血压的目标值，您知道吗？

张阿姨老俩口 70 岁了，都有高血压，平时服用多种降压药物控制血压，认为血压最理想应该像自己年轻时候那样，在 120/80 mmHg 以下，但是张阿姨表示自己吃好多种药血压都降不了那么低，而老伴之前吃大剂量的药，血压倒是可以降下去，但是出现了头晕，难受得厉害。张阿姨想弄清自己该怎么办，"我们的血压到底该控制在多少为好？"

老年高血压患者的血压到底应该控制在什么水平，一直是让人关注的话题。一些老年人认为年纪大了血压就该高一些，血压低了不适应，对自己的高血压不予监测，也不控制；有一些老年人则希望血压应该像年轻时那样理想，对高血压给予了过度严格的控制。实际上这两种想法都是不科学的。一方面，目前很多国际大型试验已经证实，老年人甚至是 80 岁以上的老年人，经过合理的降压治疗是可以获益的，可以显著降低心脑血管事件发生率，对老年人也同样要进行合理降压；另一方面，老年人血压控制得过低、过快会造成重要脏器供血不足，比如双侧颈动脉狭窄的老人血压过低时会发生脑供血不足，出现头晕、晕厥、跌倒等情况。

虽然国际上对老年高血压的具体目标值设定不尽一致，但总体认为：

- ◆ 年龄 ≥ 65 岁患者，血压应降至 150/90 mmHg 以下，如患者可以耐受，可进一步降至 140/90 mmHg，主要强调收缩压达标。
- ◆ 对一些情况特殊的老人，有其相应的目标值。
  - ◇ 双侧颈动脉狭窄 > 70% 的老人，降压目标值为收缩压不低于 150 mmHg。如耐受良好，则在此基础上尽量降压。
  - ◇ 高龄、身体特别衰弱的老年人，建议对其进行认知功能与衰弱程度评估，收缩压控制目标是 < 150 mmHg，但不低于 130 mmHg，血压低于 130 mmHg 时应考虑减少降压药物剂量乃至停药，密切关注血压过低和直立性低血压，以及由此导致的晕厥、跌倒相关性损伤与骨折风险。

另外强调，老年高血压除了降压幅度的要求外，还要求**降压的速度不能过快、过猛，血压在 2 ～ 3 个月达标就行**，总体原则强调平稳、缓慢、持久和个体化。

温馨提示

　　老年人降压治疗同样获益，可以显著降低心脑血管事件发生率。老年人降压目标值为 150/90 mmHg 以下，如能耐受进一步降至 140/90 mmHg，高龄衰弱老年人需要特殊关注。同时降压速度不能过快，总体原则强调平稳、缓慢、持久和个体化。

高血压患者的饮食良方

　　民以食为天。很多高血压的患者平时口重，爱吃油腻食物，喜欢各种美食，李大爷就是这样的老人。这天他和邻居聊天，听说邻居经过合理的饮食管理，血压和血脂水平都比以前下降了不少，李大爷非常羡慕，也想好好进行饮食调整，合理膳食。李大爷需要怎样做呢？

　　首先，**需要低钠饮食，少吃盐**。食盐摄入过多是我国城市居民共同存在的营养问题，世界卫生组织建议，**每人每天食盐摄入量以＜6克（一啤酒瓶盖的食盐）为宜**，而我国民众每天食盐平均摄入量为 12 克，是世界卫生组织建议值的 2 倍。食盐的主要成分是氯化钠，过多摄入盐会让人体口渴，导致饮水量增加，促进肾对水的重吸收，减少水的排出量，从而增加体内血容量，使血压升高。研究表明，低盐饮食可使得收缩压下降 2～8 mmHg。

　　盐不仅来源于做饭时加入的食盐，还包括调味品（酱油、番茄酱等）、盐腌制品（咸肉、咸蛋、咸菜、泡菜、酱菜、豆腐乳、卤味等）、腊味食品

（香肠、火腿、腊肉等）、罐头（蔬菜罐头、肉罐头等）和其他食品（方便面等），这些食品含有较高甚至很高的盐分，应该尽量减少摄入。

其次，**应注意高钾饮食。**要多摄入含钾丰富的水果（如香蕉、橘子、杏）和新鲜的绿色蔬菜、豆类、香菇、大枣等。

再次，**限制总热量，注意低脂饮食。**热量过剩会导致体重增加，体重增加会引起血压升高。限制含糖饮料，注意主食粗细搭配，适量补充优质蛋白质，饭吃八分饱。

应低脂饮食，烹调宜采用植物油，避免动物油，避免油炸食物，限制肥肉、猪蹄、鸡皮、鸭皮、动物内脏、蛋黄、鱼籽等胆固醇含量高的食品。

最后，**应注意避免大量饮酒，**因饮酒过量可引起血压明显波动。

通过良好的饮食控制，可实现更好更稳定的血压控制，甚至可能会减少服用降压药的种类和剂量。

温馨提示

老年人高血压的饮食和运动等生活方式调整是首要且基础的治疗方式，要合理膳食，包括低钠高钾饮食、限制总热量及脂肪摄入、戒烟和戒酒。

点兵点将之常用降压药

在门诊老年高血压患者经常会问："市面上降压药物那么多，让人搞不太清楚，有时候去不同的医院或社区拿药，药品的名字不太一样，但医生介绍说两种药是一样的。能不能给我介绍一下常用的降压药啊？"

随着药学发展和研究深入，降压药的种类和剂型越来越多。降压药的共同作用就是降低血压，但不同类别的降压药因降压机制不同而各有侧重点，这些侧重点正是医生为不同病情患者选择不同降压药的依据，建议尽量选用证据明确、可改善预后的五大类降压药物。

◆ 第一类是利尿剂，包括噻嗪类利尿剂和吲达帕胺等。

◇ 适用于老年人、单纯收缩期高血压及合并心力衰竭的患者。

◇ 噻嗪类利尿剂的主要不良反应是低钾血症，且随着剂量增加而加重，因此建议小剂量使用；痛风患者应避免用噻嗪类利尿剂。

◆ 第二类是β受体阻滞剂，化学名称常带"洛尔"两字，如美托洛尔、比索洛尔等。

◇ 此类药物可降低心率，尤其适用于心率偏快的高血压患者；用于快速型心律失常、冠心病、心肌梗死后或心力衰竭的患者，可改善预后。

◇ 如果患者有哮喘、严重缓慢心律失常则慎用或禁用。

◆ 第三类是钙通道阻滞剂，化学名称常带"地平"两字，如硝苯地平、氨氯地平等。

◇ 此类药物降压作用强，耐受性较好，无绝对禁忌证，适用范围相对广，老年单纯收缩期高血压等更适用。

◇ 最常见的不良反应是头痛、踝部水肿等，停药后可消退。

◆ 第四类是血管紧张素转化酶抑制剂，化学名称常带"普利"两字，如贝那普利、雷米普利等。

◆ 第五类是血管紧张素受体拮抗剂，化学名称常带"沙坦"两字，如缬沙坦、氯沙坦、厄贝沙坦等。

◇ 第四类、第五类药物尤其适用于心力衰竭、心肌梗死后、糖尿病、慢性肾病患者，有充足证据证明可改善预后；用于蛋白尿和微量白蛋白尿的患者，可降低尿蛋白，具有肾保护作用。

◇ 双侧肾动脉狭窄、严重肾功能不全及高血钾的患者则禁用。

另外，降压药物中有些是长效药，每天服用可以保持一天内血压的平稳，能对心、脑、肾等器官起到最好的保护作用，并提高患者服药依从性。长效降压药分为分子长效和剂型长效两种，分子长效药物（如氨氯地平片）主要是由于药品本身半衰期长，剂型长效药是通过先进的制剂工艺使药物缓慢释放出来而达到长效目的。

温馨提示

常用降压药物分为五大类，包括利尿剂、β受体阻滞剂、钙通道阻滞剂、血管紧张素转化酶抑制剂和血管紧张素受体拮抗剂，建议由医生根据患者的临床情况进行选择，并注意禁忌证和慎用情况。遇到血压波动要及时就医，建议患者不要自行调整用药。

"1＋1大于2"的联合降压治疗

李大爷65岁，近期血压控制不佳，到医院就诊，医生建议在原有用药的基础上增加另外一种用药，说要联合治疗。李大爷有顾虑："我原来一直吃一种药物，吃得挺方便的，为什么不能加大剂量而是建议增加另外一种药物呢？是药三分毒，我多吃一种药是否不良反应会增加呢？"

对于大多数高血压患者来说，单一药物治疗常常无法控制血压，而单纯增加药物剂量常常伴随着不良反应加重，这时联合使用不同类别的降压药，利用其降压机制上的协同作用，不仅可以增加降压效果，而且可能不增加或甚至减少不良反应。临床医生经常小剂量联合应用两种或两种以上的降压药，使患者血压达标。

常见的联合方案包括：

◆ **利尿剂＋血管紧张素转化酶抑制剂或血管紧张素受体拮抗剂**：噻嗪类利尿剂的主要不良反应是低钾血症，而后两类药物有轻度保钾的作用，两者合用，可抵消或减轻其低钾的不良反应。

◆ **β受体阻滞剂＋钙通道阻滞剂**：在更有效控制血压的基础上，钙通道阻滞剂可引起心率加快而β受体阻滞剂会降低心率，两种药物联用相互抵消，使得患者的心率可以保持平稳。

◆ **血管紧张素转化酶抑制剂或血管紧张素受体拮抗剂＋钙通道阻滞剂**：对于单药控制不佳，或者合并有脑卒中、糖尿病或慢性肾病的患者，两药的联用可以更好地控制血压。

◆ **钙通道阻滞剂＋利尿剂**：两药均适用于老年高血压及单纯收缩期高血压，联用利尿剂会减少钙通道阻滞剂可能导致的腿及踝部水肿等副作用。

目前，联合用药已是控制血压的主流观念和方法，不仅不必担心多种药物会产生不良反应，反而一定程度上会减少不良反应的发生，用药时注意每种药物的禁忌证和慎用情况即可。把经常联合降压治疗的两种药物做成一片药，成为复方制剂，"一口水，一片药"，服用方便，能提高患者用药的依从性，稳定降压。

温馨提示

单药无法控制血压时，常会依据不同类别降压药物的降压机制协同作用，选择两种或两种以上降压药物联合治疗。联合治疗可以增加降压效果，并不增加甚至减少不良反应，服药简单，患者依从性好，起到了"1＋1大于2"的效果。

🍑 高血脂不是胖人专享

张女士今年 50 岁，患有糖尿病 1 年，口服降糖药，血糖控制得不错。她很少吃高热量的食物，体型偏瘦。最近医生给她完善了检查，诊断"高脂血症"。张女士很困惑，"我不胖，比较注重低脂饮食，怎么会有高脂血症呢？"

血脂是血液中总胆固醇、三酰甘油（甘油三酯）和类脂的总称，与临床密切相关的主要是总胆固醇和甘油三酯。其中总胆固醇主要包括高密度脂蛋白胆固醇（HDL-C）和低密度脂蛋白胆固醇（LDL-C）。血脂异常是指血液中总胆固醇和（或）甘油三酯升高，俗称高脂血症，其主要危害是增加急性心脑血管疾病的风险。

> 临床上血脂检测的基本项目为总胆固醇、HDL-C、LDL-C、甘油三酯。其中，LDL-C 最为重要，LDL-C 越高，心脑血管疾病的风险就越大；而 HDL-C 水平降低反而会增加心脑血管疾病的风险。

高脂血症的病因及发病机制有：

- **获得性因素**：高糖、高饱和脂肪酸与反式脂肪酸、高热量饮食；肥胖；增龄；体力活动不足、吸烟、大量饮酒等不良生活方式。
- **遗传性因素**：与脂代谢有关的基因缺陷，可使脂蛋白分解、清除减少，或合成增加。
- **继发性因素**：指继发于已知疾病或因素的高脂血症，如肥胖、糖尿病、肾病综合征、甲状腺功能减退症等引起的高脂血症。此外，某些药物也可能引起继发性血脂异常。

因此，高脂血症并非胖人专享。通过饮食和运动可以控制血脂水平，降低心脑血管疾病发病的风险。肥胖或超重者应"少吃多动"，建议将体重指数（BMI）①控制在 24 kg/m² 以下。

————————

① 体重指数（BMI）＝体重/身高²（kg/m²）。其中，体重单位为千克（kg），身高单位为米（m）。

温馨提示

　　肥胖患者的高脂血症多见，但同时高脂血症并非胖人专享。高脂血症的病因很多，包括肥胖、不良生活方式、遗传性因素、相关疾病、药物等。

高脂血症防治的饮食全攻略

　　饮食治疗是高脂血症的基础措施。无论是否选择药物治疗，都必须坚持合理饮食和运动。

- **首先，减少摄入饱和脂肪酸和胆固醇。**
  - 胆固醇含量较高的食物有肥肉、动物内脏（尤其肝）、油炸食品等，要减少摄入。
  - 高胆固醇血症患者的蛋黄摄入也要适量，两天吃一个蛋黄为宜。
  - 胆固醇含量较低的食物有蔬菜、水果、豆类、全麦食物、鱼类（尤其是海鱼），可作为日常饮食的主要成分。
- **其次，增加膳食纤维的摄入。**
  - 含膳食纤维高的食物主要包括：全谷类食物、水果、蔬菜、豆类和坚果五类。

　　表 1.1 可以粗略评估每天的饮食结构是否合理，总分＜3为合格，总分 3 ～ 5 为轻度膳食不良，总分＞6 为严重膳食不良，须积极纠正。表 1.2 的膳食控制方案可供高脂血症患者参考。

表 1.1 高脂血症患者饮食评价
项目
1. 您近 1 周吃肉是否 < 75 克 / 天: 　　0 = 否，1 = 是
2. 您吃肉种类: 　　0 = 瘦肉，1 = 肥瘦肉，2 = 肥肉，3 = 内脏
3. 您近 1 周吃蛋数量: 　　1 = 0 ～ 3 个 / 周，2 = 4 ～ 7 个 / 周，3 = 7 个以上 / 周
4. 您近 1 周吃煎炸食品数量（油饼、油条、炸糕等）:   　　0 = 未吃，1 = 1 ～ 4 次 / 周，2 = 5 ～ 7 次 / 周，3 = 7 次以上 / 周
5. 您近 1 周吃奶油糕点的次数: 　　0 = 未吃，1 = 1 ～ 4 次 / 周，2 = 5 ～ 7 次 / 周，3 = 7 次以上 / 周

表 1.2 高脂血症膳食控制方案			
食物类别	**限制量**	**选择品种**	**减少 / 避免品种**
肉类	75 克 / 天	瘦牛羊猪肉，去皮禽肉，鱼类	肥肉，加工肉类制品，鱼籽、鱿鱼、动物内脏
蛋类	3 ～ 4 个 / 周	鸡蛋、鸭蛋、蛋清	蛋黄
奶类	250 克 / 天	牛奶、酸奶	全脂奶粉
食用油	20 克 / 天	植物油	动物油、黄油
糕点、甜食	最好不吃	—	油炸食品、奶油、巧克力、冰淇淋
糖类	< 10 克 / 天	红糖、白糖	—
新鲜蔬菜	400 ～ 500 克 / 天	深绿、深黄色蔬菜	—
新鲜水果	50 克	各种水果	加工果汁、加糖果味饮料
盐	< 6 克 / 天	—	含盐高的食物和饮料
谷类	< 500 克 / 天（男） < 400 克 / 天（女）	米、面、杂粮	—
豆类	30 克 / 天	黄豆及豆腐等豆制品	含油多的豆制品

温馨提示

饮食治疗是高脂血症的基础措施。无论是否选择药物治疗，都必须坚持合理的膳食方式。

动脉粥样硬化"喜欢"谁?

正常动脉　　　动脉粥样硬化斑块

　　张大爷刚退休，打算系统检查一下身体，然后去旅游，好好享受退休生活。由于工作忙碌，张大爷虽然患有高血压多年，却没有规律地用药和监测血压。工作应酬多，张大爷烟酒不离身，还喜欢美食，特别喜欢油炸食品。体检结果出来，张大爷被诊断为"动脉粥样硬化"。医生建议他戒烟，清淡饮食，控制血压，否则会有冠心病或者脑卒中的危险。张大爷很是沮丧，工作时生龙活虎，精力充沛，怎么退休查体就被诊断为"动脉粥样硬化"?"动脉粥样硬化"是什么意思?为什么会患这个病呢?

　　动脉粥样硬化是一种血管疾病，因为在血液循环过程中脂质沉积在动脉壁，形成外观像"粥"一样的脂质斑块，破坏了血管壁原有的结构，引发一系列炎症反应，使动脉壁硬化，所以叫作动脉粥样硬化。当斑块增大到一定程度或者斑块破裂，血管会狭窄、堵塞，引起所供血的器官缺血坏死和相应的症状。例如，发生在脑血管，可能会出现脑梗死；发生在心脏血管，可能会导致冠心病。

哪些人群会更受动脉粥样硬化的"青睐"呢？研究发现，主要是老年、男性、高血压、高血脂、糖尿病和大量吸烟的人。其他易患该病的危险因素包括遗传因素、肥胖、饮酒、不健康饮食等。

为了预防和控制动脉粥样硬化的发生和进展，良好的生活习惯，比如戒烟、限酒、低脂饮食、规律运动是最经济有效的方式。规律服药，控制好血压、血糖、血脂水平是非常必要的，尤其是有动脉粥样硬化家族史的人，更应该注意自己的生活方式，定期检查，以避免或延缓动脉粥样硬化的发生。

温馨提示

> 动脉粥样硬化可能会导致心脑血管疾病，其发生和增龄、高血压、高血脂、糖尿病、吸烟、饮酒、肥胖、不健康饮食、家族史相关。戒烟、限酒、健康饮食、规律运动，并且定期体检，有利于预防和控制动脉粥样硬化。

血脂正常为什么还要吃降脂药？

张女士 68 岁，患有糖尿病、高血压 3 年，听从医生建议，规律饮食，有良好的生活方式，平时口服药物治疗，血糖、血压控制不错。这次化验血脂结果：总胆固醇（TC）5.8 mmol/L，甘油三酯 1.6 mmol/L，低密度脂蛋白胆固醇（LDL-C）3.9 mmol/L，高密度脂蛋白胆固醇（HDL-C）1.1 mmol/L，均在正常范围。医生开了他汀类降脂药。张女士感到奇怪，"我的血脂水平是正常的，为什么要吃降脂药呢？"

医院的血脂化验单里都会给出正常的参考范围，但不能简单地认为个体的血脂不超过正常值，就是血脂正常，不需要治疗。因为所谓的血脂正常是相对的，个人是否需要调脂治疗，以及采取什么强度的干预措施，是根据该个体"动脉粥样硬化性心血管疾病（ASCVD）"的风险评估结果来决定的。医生进行 ASCVD 风险评估的因素包括高血压、TC 升高、LDL-C 升高、HDL-C 偏低、体重指数（BMI）、年龄（男性 ≥ 45 岁，女性 ≥ 55 岁）、吸烟、心脑血管病家族史等，其中 TC 和 LDL-C 增高是评估 ASCVD 发病风险非常重要的指标。在进行危险评估时，已诊断 ASCVD 的患者直接列为极高危人群。**符合以下条件之一者为高危人群：**

- ◆ LDL-C ≥ 4.9 mmol/L 或 TC ≥ 7.2 mmol/L。
- ◆ 糖尿病患者年龄 ≥ 40 岁且 1.8 mmol/L ≤ LDL-C ＜ 4.9 mmol/L 或 3.1 mmol/L ≤ TC ＜ 7.2 mmol/L。

不符合条件者再根据血压、年龄、性别、BMI、HDL-C、吸烟等继续评估 10 年 ASCVD 发病风险。

对于高危患者，其未来 10 年 ASCVD 的平均发病风险 ≥ 10%。降低 LDL-C 是防控 ASCVD 危险的首要干预靶点。调脂治疗首选他汀类药物，按照危险评估的结果，不同的个体对 LDL-C 的要求目标值也不同；

极高危患者 LDL-C ＜ 1.8 mmol/L，高危者 LDL-C ＜ 2.6 mmol/L，中危低危者 LDL-C ＜ 3.4 mmol/L。

分析张女士的情况，她属于 1.8 mmol/L ≤ LDL-C ＜ 4.9 mmol/L 或 3.1 mmol/L ≤ TC ＜ 7.2 mmol/L 且年龄 ≥ 40 岁的糖尿病患者，风险评估属于高危，LDL-C 应控制在 2.6 mmol/L 以下，故需要低脂饮食，服用他汀类药物尽量让血脂达标。

温馨提示

所谓的血脂正常是相对的，不同个体因其发生 ASCVD 的危险不同，对血脂达标的要求也不同。纳入 ASCVD 危险评估的因素有很多，医生会结合患者的情况，根据 ASCVD 的危险评估结果决定患者是否需要口服降脂药。

他汀类药物伤肝肾吗？ 血脂达标了能停药吗？

老年人群中冠心病、高血压、糖尿病、高血脂的患者很常见，很多人需要服用降脂药。门诊很多老年人询问，他汀类药物容易伤肝肾吗？ 如果血脂达标了，可以停用他汀类药物吗？

对老年人来说，他汀类药物具有良好的耐受性和安全性，仅有极少数老年患者会出现肝酶异常、肌酶异常等不良反应。对老年人来说，常规剂量的他汀类药物是安全的，但是随他汀药物剂量的增大，肝酶升高的发生率增加。已有肝损伤或肝酶升高大于 3 倍正常上限的患者禁用他汀类药物。慢性肝病并非他汀类药物的禁忌证。

他汀类药物无明显的肾毒性，不会导致慢性肾病。由于肾功能不全患者容易发生他汀类药物相关的不良反应，所以已有肾功能不全的患者要根据其肾功能情况选择药物种类和剂量。

在使用他汀类药物之前，医生会充分评估服药的获益和风险，给出建议。

使用他汀类药物后应监测不良反应，观察有无肌痛、肌无力、乏力和消化道症状。服药前及服药后4周，检查血脂、肌酶及肝、肾功能等。如出现肝酶升高大于3倍，及时停用他汀类药物，复查直至达标。

使用他汀类药物使血脂达标后，应坚持长期用药，可根据血脂水平调整用量或更换不同的他汀类药物，无特殊原因不能停药。

温馨提示

总体上老年人对常规剂量他汀类药物的耐受性和安全性好，也是他汀类药物应用的主要人群，仅有极少数老年患者会出现肝酶或肌酶异常等不良反应。不能因为担心出现副作用就停用他汀类药物，应在使用期间注意监测，必要时根据情况选择药物种类和剂量。

心脏血管怎么"堵"了？

李大爷这几天老觉得胸口有些闷闷的痛感，尤其饭后和上楼时。老伴赶紧给儿子打电话，带李大爷到了医院，大夫给李大爷抽了血，做了心电图，还给他做了"冠状动脉CT"，然后告诉李大爷，他的"心脏血管堵了"，得了"冠心病"，需要做"支架"。李大爷一下子有点发懵，这个病是怎么回事，严重吗？

冠心病是由冠状动脉病变引起的心脏疾病。我们都知道，心脏是人体的"发动机"，它不停地跳动为血液流动提供动力，将氧气、营养物质等运送到组织，并带走代谢废物，从而保证机体正常的新陈代谢。

心脏在给其他脏器供血的同时，自己也需要大量能量和氧来保证工作。给心脏供血的血管在其顶部环绕近一周，像是一顶王冠，因此称为冠状动脉，简称冠脉。冠状动脉沿心脏表面分布，发出多个分支深入心肌进行供血。

健康人的冠状动脉壁应该是光滑的。但随着年龄增加，血脂异常、高血压、糖尿病等因素会损伤动脉管壁，血液中过高的胆固醇、低密度脂蛋白等脂质会不断往管壁内迁移，破坏动脉管壁的正常结构和功能。脂质和坏死组织在管壁内侧聚集隆起，黏稠似小米粥的斑块就形成了，动脉管腔随斑块增大而逐渐狭窄，血管弹性也随之下降，这一过程称为动脉粥样硬化。冠状动脉发生粥样硬化的过程与我们前述的全身血管动脉粥样硬化过程都是一样的。当冠状动脉内的斑块进一步增大，突向管腔，使管腔变得狭窄甚至完全闭塞，或者冠状动脉畸形、炎症、痉挛等均可导致管腔狭窄，心肌供血也就随之减少。

> 当管腔狭窄程度超过50%～75%时，机体在激动、劳累等情况下无法代偿就会出现以胸痛为主要表现的各种临床症状，这就是冠心病。

冠心病的危险因素很多，主要有高血压、高血脂、糖尿病、肥胖、吸烟、高脂饮食、缺乏运动、过量饮酒、男性、年龄、家族史。除了性别、年龄和家族史是不可控制的危险因素以外，其他大部分危险因素都是可控的，因此冠心病的预防和治疗主要是控制可以控制的危险因素。

温馨提示

　　冠心病对健康危害很大，尤其老年人，一般都有冠心病的危险因素。因此，应定期查体，控制血压、血脂和血糖，改善生活方式，当有胸闷、胸痛发作时，要及时上医院就诊。

 "心角痛"还是"心绞痛"？

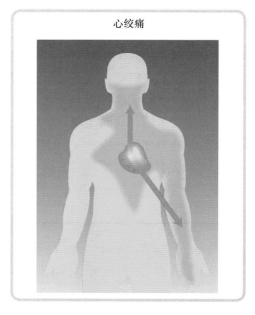

心绞痛

　　李大爷问医生"为什么自己胸口会有闷闷的痛感"，医生说那是"心绞痛"，李大爷听了说"对对，我就是心角那里痛"，医生笑着说，需要给李大爷好好讲讲心绞痛是怎么回事。

现在给大家说说什么是"心绞痛"。心绞痛并不是指位于心角处的疼痛。心绞痛是由于心肌缺血、缺氧引起的疼痛，它的部位主要在胸骨体中段或上段之后，可波及心前区，范围约手掌大小，界限不很清楚，可放射至左肩、上肢、颈、咽部或下颌部。

> 心绞痛的性质为阵发性的前胸压榨性疼痛、压迫感或憋闷感，不尖锐，不像针刺或刀扎样疼痛；疼痛常持续 3～5 分钟，经休息或含硝酸甘油缓解。常见的诱因为劳累、情绪激动、寒冷、饱食、吸烟、贫血、休克等因素。

心绞痛大多发生在冠状动脉严重狭窄的基础上，由于心肌负荷增加，心肌需要更多供血、供氧，而狭窄或痉挛的冠状动脉扩张性减弱，血流量不能随心肌代谢的需求而增大，冠状动脉的供血与心肌的需血之间发生矛盾，从而出现心肌急剧、暂时的缺血与缺氧情况。冠状动脉痉挛亦是心绞痛发作的主要因素。少数心绞痛可由非冠状动脉因素引起，如严重的主动脉瓣狭窄或关闭不全、肥厚型心肌病、风湿性冠状动脉炎等。

温馨提示

心绞痛是由于心肌缺血、缺氧引起的疼痛。典型心绞痛发作的部位、性质、诱发及缓解方式有较明显的特点，应注意与其他疾病相区别，并注意不典型心绞痛的发生。

心绞痛发作自救，您做对了吗?

李大爷 75 岁，诊断冠心病 5 年，平时胸口偶有点发闷，也不太在意。那天早上李大爷去超市买东西，赶公共汽车时跑了一阵，上车后就觉得胸口发闷，像压着一块石头。李大爷心里一阵恐慌，越来越难受。幸亏旁边乘客看见了，告诉司机。赶紧把车开到附近医院，医生说大爷是"心绞痛发作"，让大爷休息、吸氧、吃了药，才慢慢缓解。

心绞痛是冠心病常见症状，多见于老年人，男性多于女性。对于有明确冠心病史的患者，突发心绞痛常常让人措手不及，并有发生心肌梗死、严重恶性心律失常甚至猝死的风险，因此学会心绞痛紧急救治至关重要。**心绞痛急性发作的时候，应该做好"三部曲"：**

> ◆ **第一，就地休息。** 发作时别紧张，不要惊慌失措，立即停止活动，在路旁可以蹲下身子，或依靠在墙面、电线杆旁，休息一会；在家里则应马上卧床休息，多数患者数分钟后能自行缓解。
>
> ◆ **第二，急救药品。** 如果你身边有硝酸甘油（一种白色药片，每片 0.3 ～ 0.6 毫克，普通药店均有售），马上取出一片，含在舌头下面，缓解血管痉挛，注意是含服不是吞服，硝酸甘油置入舌下后可迅速为唾液所溶解并吸收，1 ～ 2 分钟即开始起作用，约对 92% 患者有效，其中约 76% 患者在 3 分钟内见效；也可含服速效救心丸 5 ～ 10 丸，如果有阿司匹林，嚼服 300 毫克，这很管用，可以预防血栓形成。

◆ **第三，求救。** 打电话或者找周围人帮助自己找医生，不要自己去找医生，这样走路、上下楼等很危险，会增加心肌耗氧，加重心肌缺血，加重病情。

温馨提示

对已确诊或怀疑冠心病的老年人，应该随身携带硝酸甘油片或速效救心丸等急救药品，方便含服。心绞痛持续不能缓解或频繁发作的患者，应该尽快就近到正规医院检查治疗。

心肌梗死的 N 个危险信号

赵大爷80岁，平时有心脏病，偶有胸闷，吃点药就好。这天早晨，天气很冷，赵大爷跟平时一样去公园锻炼，刚打完一套太极拳，突然觉得胸口发紧，而且越来越闷，喘不过气来。大爷摸到口袋里的硝酸甘油，赶紧含了一片，可这次不管用了，赵大爷胸口闷痛得越来越厉害，直冒冷汗，眼前模糊，晕了过去。旁边锻炼的人赶紧把赵大爷送到医院，医生说这是急性心肌梗死，再晚一点到医院，可能就没救了。

"急性心肌梗死"越来越被老百姓所熟知，比如大家熟悉的侯耀文、古月、高秀敏、马季都因该病去世。老人一听"心肌梗死"，就谈虎色变。心肌梗死是心肌缺血性坏死，它是在冠状动脉病变的基础上，发生冠状动脉血供急剧减少或中断，使相应的心肌严重而持久地急性缺血导致心肌坏死，可以发生严重心律失常、低血压、休克或心力衰竭，甚至危及生命，属于冠心病的严重类型。

> 心肌梗死的临床症状为突发持久的胸骨后剧烈疼痛，可有烦躁不安、出汗、濒死感、发热、心动过速、恶心呕吐，少数患者无疼痛，或表现为上腹痛、下颌痛等，甚至一开始就表现为休克或急性心力衰竭，或发生心室颤动、意识丧失。

急性心肌梗死发生前可能出现以下征兆，警惕这些征兆，可以赢得抢救的机会。

- 50% ～ 80% 患者在发病前有乏力、胸部不适、活动时心悸气短、烦躁等。
- 心绞痛症状加重。平时有心绞痛的患者，如果发现心绞痛发作比从前频繁、疼痛程度加重、疼痛持续的时间加长，或过去能耐受的劳力活动也诱发心绞痛时，一定要加倍注意，不能觉得过一会儿就会好，这很可能是心肌梗死即将发病的预兆。
- 新发心绞痛。有些患者有冠心病的危险因素，如高血压、糖尿病、高血脂等，如果突然发作剧烈胸痛，并还有逐渐加重的趋势时，需要格外注意，马上就医。
- 夜间心绞痛。心肌梗死多发生于清晨，当患者在夜间或凌晨发作胸痛，要加紧防范。

◆ 无明显诱因的胸痛。心绞痛往往有过度劳累、情绪过激等诱因，有些患者甚至每次在类似劳力的情况下发作心绞痛。但如果近期在没有明显诱因的情况下，或休息的时候也经常有胸痛症状（静息性心绞痛），应及时到医院检查。

◆ 近期硝酸甘油疗效差。心绞痛发作的患者，含服硝酸甘油后胸痛常在 3～5 分钟迅速缓解；如果胸痛时含服硝酸甘油疗效差，胸痛不能有效缓解或缓解时间延长，应注意可能是心肌梗死前兆。

◆ 心肌梗死后 1 个月内发作心绞痛，应给予高度重视，是否可能发展为再次心肌梗死。

温馨提示

心肌梗死的先兆包括心绞痛发作比从前频繁、疼痛程度加剧、持续时间加长、耐受劳力下降、诱发因素不明显、硝酸甘油疗效差或心肌梗死后 1 个月内发作心绞痛，应给予高度重视，尽早就医。

 "气喘吁吁"为哪般?

林大爷 73 岁，最近总觉得自己气不够用，走路快些或者上楼梯时就喘得厉害，停下来休息才能缓过来。林大爷用了邻居推荐的哮喘药，用了几天也不见好，就到医院呼吸科看病，医生询问和检查后，说林大爷不是哮喘，而是心力衰竭，应该

到心内科住院看病。林大爷很纳闷，"我这喘到底是什么毛病啊，为啥不是呼吸的问题，而需要住心内科？"

说到喘息大家常会想到支气管哮喘，其实喘息或呼吸困难的原因不仅有支气管哮喘，而且还有心力衰竭（简称心衰）、慢性阻塞性肺疾病、支气管肺癌和心包积液等，像林大爷这样的心力衰竭患者需要与支气管哮喘患者相鉴别。

◆ **心力衰竭的特征是：**

◇ 多见于老年人，常有冠心病、心肌梗死、高血压或慢性心脏瓣膜病的病史。

◇ 发病的季节性不明显。

◇ 患者常在体力活动时出现喘息，减少体力活动后喘息能够减轻。

◇ 有些患者在夜间平卧休息时也会出现喘息，坐起来能够减轻。

◇ 常伴有下肢水肿，医生肺部听诊时常可听到湿性或干性啰音。

◇ 经过扩血管、利尿、强心等治疗可以好转。

◆ 而**支气管哮喘的特征是：**

◇ 多自青少年开始反复发作喘息，好发于春秋季节。

◇ 多与接触变应原、冷空气、感染、理化刺激有关。

◇ 喘息缓解与体位的相关性不大。

◇ 肺部听诊有呼气相为主的哮鸣音，肺功能检查会有相应的异常发现。

◇ 喘息经过规范支气管扩张剂或激素吸入治疗可以缓解。

温馨提示

心力衰竭喘息的特征是常有心血管疾病史；初期在体力活动时出现喘息，减少体力活动后喘息减轻；逐渐夜间平卧休息时也出现喘息，坐起能够减轻；常伴有下肢水肿。应与支气管哮喘相鉴别。

老年心力衰竭，有点特别

宋大爷82岁，这两三个月来脚总是肿，一按一个坑，鞋都穿不进去了。这两天晚上咳嗽又特别厉害，躺下一会儿就咳嗽，坐起来才能好些，吃了止咳药也不见减轻。宋大爷想起老话说"男怕穿靴，女怕戴帽"，自己身体怕是不行了吧，整天唉声叹气。儿子带他去医院，医生说宋大爷可能是"心衰"了，宋大爷不明白，这脚肿、咳嗽，怎么是心衰了呢？

与中青年心力衰竭相比，老年心力衰竭有许多特点：

◆ 第一，老年心力衰竭发病率高，在 70 ～ 80 岁人群中心力衰竭的发病率达 10% ～ 20%。

◆ 第二，老年心力衰竭常为多病因性，如冠心病（特别是心肌梗死）、高血压、心肌病、退行性心脏瓣膜病等，可通过多种途径协同导致心功能恶化。

◆ 第三，**老年心力衰竭的临床表现可能不典型。**

　○ 典型心力衰竭表现为呼吸困难、尿量减少、下肢水肿等。

　○ 老年人存在年老体弱和活动量较小的情况，不一定表现出典型症状，可能表现为夜间平卧位频繁咳嗽，改为坐位后咳嗽可减轻，或活动后心悸、出汗、腹胀、恶心、呕吐、反应迟钝等。这些可能是部分老年心力衰竭患者的首发表现，容易漏诊及误诊。

◆ 第四，**老年心力衰竭药物治疗难度大**，容易出现不良反应，如血压过低、心率过慢、电解质紊乱、肾功能恶化等，应用抗心力衰竭药物时应注意监测。

◆ 第五，**老年心力衰竭常合并多种疾病**，病情往往更重，增加了治疗的复杂性及难度。

温馨提示

　　老年心力衰竭具有发病率高、多病因性、临床表现多样化、治疗难度大等特点，给临床诊治带来挑战。患者应到正规医院进行规范治疗，治疗期间应该密切监测相关指标。

积水成渊，心力衰竭患者如何管理水

　　张奶奶84岁，有高血压、冠心病。10天前因为头晕在医院诊断为脑供血不足，给予活血化瘀的药物静脉输液。张奶奶觉得喝水能稀释血液，除了输液外，每天还喝 8 ～ 10 大杯水，1 周后她的头晕慢慢减轻了。但是昨天晚上张奶奶突然觉得喘不上气来，家人送她到医院，医生诊断她心力衰竭，说与喝水量太多有关。奶奶心里琢磨，人老了，喝水也要科学，喝多了，也会惹祸……

有心脏基础疾病或心力衰竭病史的患者，如果每天进入体内的液体量都明显超过出量，血容量会逐渐增加，导致心脏负荷过重，出现心力衰竭。所以对此类患者来说，液体管理是很重要的。要在家中做好液体管理，就要认真掌握三种简单而重要的方法。

◆ **首先，学会记出入量。**
◇ 患者和家人要详细记录患者 24 小时的出入量。液体入量来源包括水、饮料、汤、牛奶、食物含水和静脉输液量等，液体出量包括尿量、粪便含水量和不显性失水（包括皮肤蒸发和出汗、呼吸失水等，成人基础状态下约 500 毫升 / 天），应该做到每日液体入量和出量基本平衡稳定。
◇ 在心力衰竭加重期间要做到每日液体入量小于出量，即液体负平衡，并且注意限钠。
◆ **其次，学会看水肿。**观察患者小腿、足部水肿的情况，卧床患者要注意腰骶部水肿情况，如果有水肿，说明体内已有液体潴留，应该减少液体入量，或在医生指导下应用利尿剂增加尿量。

◆ **再次，经常称体重。**心力衰竭患者可以每天测体重，以早期发现液体潴留。

◇ 测量体重应在每日早餐前，排尿、排便后，穿相同重量的衣服。

◇ 短期内体重增加是液体潴留的可靠指标，如在 3 天内体重突然增加 2 千克以上，应考虑患者已有钠、水潴留，此时患者可能还未出现肉眼可见的水肿（隐性水肿）。

温馨提示

心力衰竭患者的液体管理很重要，日常可通过记出入量、观察水肿、测量体重等方法，了解有无液体潴留，应保持每日液体出入量和体重基本稳定。在心力衰竭加重期尤其伴有水肿期间，要保持液体负平衡和体重逐渐下降，直至心力衰竭缓解。

心房颤动，潜伏的杀手

在老年人中，心房颤动（简称房颤）是较为常见的。

正常情况下，我们的心跳是在心脏规则有序的电活动控制下进行的机械活动。房颤是快速无序的心房颤动波代替了规则有序的心房电活动，使心房失去正常的有效收缩。房颤是临床最常见的心律失常之一，患病率随年龄增长而增加。研究显示房颤的人群患病率为 1%～2%，其中年龄大于 65 岁的患者占 70%，年龄大于 75 岁的患者占 45%；85 岁以上的人群房颤患病率约为

17.8%。

房颤常见于风湿性心脏病、心脏瓣膜病、冠心病、高血压性心脏病、甲状腺功能亢进、心肌病及慢性肺源性心脏病等。房颤发作时常有心悸、胸闷、气短等不适症状，有些患者没有明显症状，可能因体检才发现房颤。然而，房颤是一个潜伏的"杀手"，可引起心绞痛、心力衰竭、黑矇、晕厥，并可因晕倒发生脑外伤或骨折，出现不良后果。

除此之外，**房颤致死和致残的主要原因是房颤的血栓栓塞并发症，最常见的表现类型就是脑卒中**。房颤时因心房不规则收缩，左心房血流速度减慢甚至淤滞，血液在心房内易形成血栓。血栓脱落后可随血液循环至脑部导致脑卒中。脑卒中可导致个体出现偏瘫、言语障碍、吞咽障碍甚至意识障碍，可能卧床不起、生活无法自理，严重影响生活质量。瓣膜病房颤患者脑卒中的发生率是无房颤患者的 17 倍，非瓣膜病房颤患者脑卒中发生率是无房颤患者的 2 ～ 7 倍。而且，房颤导致的脑卒中和非房颤导致的脑卒中相比，症状更加严重，致残率和致死率更高，并且容易复发，病死率因此增加 2 倍，医疗费用也明显上升，给患者及家庭带来沉重的负担。

因此，房颤患者应该重视房颤管理，寻找恢复窦性心律的可能性，控制好心室率，并且坚持长期抗凝治疗预防血栓栓塞症，努力改善房颤患者的预后。

温馨提示

老年人房颤发生率高，其致死和致残的主要原因是房颤的血栓栓塞并发症，最常见的表现类型就是脑卒中。另外，房颤还可引起心绞痛、心力衰竭、黑矇、晕厥等。

心房颤动患者一定要吃华法林吗？

老年患者诊断房颤，医生可能会建议抗凝治疗。华法林是常用的抗凝治疗药物，服药后需要定期抽血检查，监测凝血功能。老人觉得华法林这药很麻烦，又很危险，接受起来有困难，经常会问为什么要抗凝治疗？一定要吃华法林吗？

房颤患者最严重的后果是血栓栓塞导致的脑卒中。预防房颤引起的血栓栓塞事件，一直是房颤治疗策略的重要一环，其主要措施就是抗凝治疗。那么只要房颤就需要抗凝吗？

> ◆ 首先，**需要评估房颤患者发生血栓栓塞的风险来决定。** 临床上常根据患者年龄、充血性心力衰竭、高血压、糖尿病、脑卒中或短暂性脑缺血发作（TIA）或血栓栓塞病史、血管疾病、性别等指标进行评分，医生根据评分结果决定患者是否需要抗凝治疗，分数越高，血栓栓塞的风险越大，抗凝治疗的必要性和获益也越大。
>
> ◆ 其次，抗凝药物最大的不良反应就是出血风险，**抗凝治疗还需要进行抗凝出血风险评估，** 出血评分高的患者，出血风险也大，抗凝治疗时应该加强监测。

抗凝治疗最常用的口服抗凝药是华法林，华法林的吸收和代谢受到多种因素（如遗传因素、饮食、药物、各种疾病状态）的影响，从而使华法林的抗凝效果增强或者减弱，导致出血事件增加或抗凝治疗效果欠佳。在华法林应用过程中，要密切监测国际标准化比值（INR），据INR值调整华法林剂量，以确保其安全性和有效性。

因为华法林有出血的风险，因此：

◆ 当有大出血、活动性出血、凝血功能障碍伴出血倾向的情况时，不可用华法林。
◆ 肝、肾功能严重不全的患者，不可用华法林。
◆ 依从性不好或无法规律监测 INR 的患者，也尽量不用华法林。

因为华法林上述特点，使得华法林在临床非瓣膜病房颤中的应用不甚理想。新型口服抗凝药如达比加群、利伐沙班克服了使用华法林的缺点，不须常规进行凝血指标的监测，较少食物和药物相互作用。但目前研究仅限于非瓣膜病房颤患者，尚无应用于瓣膜病房颤患者的证据。因其不同程度经肾代谢，所以不可用于严重肾功能不全的患者。与华法林相比，新型口服抗凝药价格较高。

温馨提示

预防房颤引起的血栓栓塞事件是房颤治疗的基本策略之一，通过对房颤患者发生血栓栓塞的风险进行评估来决定是否需要抗凝治疗。华法林或新型口服抗凝药的选择需要考虑多方面的具体情况，包括出血风险、依从性、经济因素等。

一颗"走得慢"的心

陪了老年人一辈子的心脏，不停地跳动着，不能休息。如果心脏跳动得太慢，会危及健康。常有老年人因为头晕、胸闷不适等到医院检查后，发现心跳太慢；或者没有感觉不舒服，但体检时发现心跳太慢。心脏不好好工作了，老年人都非常着急。

每个人心跳的频率都是不一样的，有的人跳得快，有的人跳得慢，人正常的心跳频率是 60 ~ 100 次 / 分。心跳小于 60 次 / 分就是心动过缓，在临床上并不少见。

生理性心动过缓常见于运动员、运动爱好者和体力劳动者，其静息心率可为 40 ~ 50 次 / 分，睡眠时可慢至 30 次 / 分，正常人睡眠时心率也可慢至 40 次 / 分。**病理性心动过缓**多是心脏传导系统出了问题，心脏传导系统有着严格的上下级关系，窦房结是这个系统的司令部。正常情况下，司令部发出心脏跳动的指令，通过传导系统的一系列线路及中转站，传导至左右心房及心室，让心脏产生有节律的跳动，其中任何一个环节出现问题，都可以导致心动过缓。当窦房结发生病变时，司令部的指令发出异常，可出现严重的窦性心动过缓、窦性停搏和（或）窦房阻滞，称为病态窦房结综合征；当心脏传导通路发生病变时，可出现心脏传导阻滞如房室传导阻滞等。病理性心动过缓与人体自然老化过程、冠心病、心肌炎、心肌病及其他未明原因有关，严重者有心源性猝死风险。另外，还有些常见的**可逆性心动过缓**，如使用了减慢心率药物，包括 β 受体阻滞剂、非二氢吡啶类钙通道阻滞剂、洋地黄类药物、其他抗心律失常药物等，处理方法是将药物逐渐减量或者停药，心动过缓可以改善；其他如严重高钾血症或高钙血症、外科麻醉术后、严重心肌缺血、迷走神经功能亢进、脑血管意外等均可引起心动过缓，尽快寻找病因并纠正可逆因素后，心动过缓可以改善。

当我们发现心动过缓时，既不要过分紧张，也不要不当回事。首先要看看自己是否有不适的症状，心动过缓相关的常见症状包括头晕、乏力、黑矇、晕厥等脑供血不足表现，不典型症状包括眩晕、认知障碍、运动耐量下降、突发呼吸困难和胸痛，如果存在这些症状应该及时到医院就诊。应注意部分老年人尤其是高龄老人反应迟钝，显著心动过缓时症状也不典型，当发现了需要干预的心动过缓，也应积极就诊治疗。

> 心电图检查和 24 小时动态心电图（Holter）十分重要，可以发现是否存在与猝死相关的心动过缓。有时患者无法明确症状与心动过缓是否有关，通过 Holter 可以了解心动过缓发作与患者头晕、黑矇、晕厥等症状的关系，医生依此可作出判断，并开展进一步检查和治疗。

一般来说，有症状的心动过缓应考虑药物或起搏器治疗；有心源性猝死风险的心动过缓，无论患者有没有症状，都应该考虑起搏器治疗，行起搏治疗后患者猝死风险可明显降低。

温馨提示

心动过缓包括生理性、病理性和可逆性心动过缓，严重的病理性心动过缓可导致心源性猝死。心动过缓常见症状包括头晕、乏力、黑矇、晕厥等，如果存在上述症状建议及时到医院就诊。心电图和 Holter 对发现心动过缓并明确其严重程度十分重要。

关注心脏"阀门"，老年退行性心脏瓣膜病

段大爷最近总是胸闷、胸痛，到医院经检查发现，老人有严重的心脏主动脉瓣病变，段大爷不知道自己为什么会得这个病，心脏瓣膜有问题又该怎么办呢？

正常人的心脏结构就像四个房间，包括两个心房和两个心室，每对心房和心室之间存在着防止血液倒流的心脏瓣膜，另外左、右心室和大血管之间也存在类似的瓣膜，人体的这四个瓣膜分别称为二尖瓣、三尖瓣、主动脉瓣和肺动脉瓣。这些心脏瓣膜就像两个房间之间、房间与通道之间的单向阀门，让血液只能向一个方向流动，血液前进时门要打开，血液回流时门要关上。当这个阀门打开不全或关闭不严，就是心脏瓣膜出现了问题。心脏瓣膜病常由于炎症、退行性病变、缺血性坏死、创伤、先天畸形等原因导致。

在老年人群中，退行性心脏瓣膜病变很常见。老年朋友在医院检查超声心动图时，常发现类似"二尖瓣关闭不全（轻度）""主动脉瓣狭窄（轻度）"这样的报告结果，这多是由于瓣膜长时间使用、损坏或钙化等退行性改变，导致瓣叶或瓣环钙化，限制了瓣叶活动，出现瓣叶狭窄或关闭不全。

◆ 轻度瓣膜病变，尤其是慢性进展性的瓣膜病变，大多没有症状，比如轻度二尖瓣关闭不全可以终生没有症状，对人体危害不大。

◆ 当瓣膜疾病加重，出现中度尤其是重度病变时，可能会出现呼吸困难、心绞痛、乏力、运动能力下降、头晕、晕厥、咯血等表现。

段大爷所患的主动脉瓣病变，在老年人中发病率随年龄增长而增加，大多数因退行性主动脉瓣钙化所致，一般发展缓慢，不过当主动脉瓣重度狭窄时，左心室收缩期负荷增加，会出现肺淤血、肺水肿、心绞痛、晕厥等，预后不良。

当发现心脏瓣膜病时，需要积极控制可能导致瓣膜病变的原发病。对无症状的瓣膜病患者，多不需特殊治疗，但需要定期随访；对有症状的瓣膜病或者严重瓣膜病患者需要对症治疗，到医院就诊决定是否需要进行瓣膜修补术或者瓣膜置换术。

温馨提示

老年人群中退行性心脏瓣膜病变很常见，这多是由于瓣膜长时间使用、损坏或钙化等退行性改变，导致瓣叶狭窄或关闭不全所致。瓣膜病患者需要定期随访，对瓣膜病变严重或有症状的瓣膜病患者，需要对症治疗，由专科医生判断是否需要行瓣膜修补术或者瓣膜置换术。

（宝　辉　张庆文　王　楠　马可敬）

第2章

呼吸系统疾病

感冒就要吃"消炎药"吗？

每个人一生中都有感冒的经历：打喷嚏、咳嗽、嗓子痛，还可能发热。见你感冒了，家人、朋友可能会说，赶紧吃点"消炎药"吧，早吃早好！可能你自己也认为，感冒了就该吃点"消炎药"，可是这种想法是正确的吗？

首先我们来看一下什么是感冒。"感冒"属于医学上称为的上呼吸道感染（简称上感），后者是鼻腔、咽或喉部急性炎症的总称，它其实不是单指一种疾病，而是包括了普通感冒、病毒性咽炎、喉炎、疱疹性咽峡炎、细菌性扁桃体炎等在内的一组疾病。上感有 70% ～ 80% 由病毒引起，其中普通感冒是病毒感染造成的。那感冒了需要吃消炎药吗？

再来，我们看一下什么是"消炎药"？"消炎药"通常分为两大类，一类是针对细菌感染的抗生素，另一类是用于抑制炎症反应的非甾体抗炎药。这两类药物在"感冒"中其实都会用到：抗生素主要是用来对抗细菌、支原体等微生物的，如果是细菌感染这时候是需要服用抗生素的；而如果是由病毒引起的感冒，抗生素是不能杀死病毒的，这时候是不需要服用抗生素的。非甾体抗炎药最常见的就是布洛芬、阿司匹林等，它们的主要作用是解热、止痛，也就是说，如果出现了发热、头痛，可以适量服用以减轻这些症状。但是，这一类药物是不能根治"感冒"的，也就是说，它能帮助缓解不舒服的表现，但是不能去除病因。

我们平时口中的"消炎药"其实指的是第一类，也就是抗生素。上呼吸道感染 80% 以上都是病毒性，如果多休息、喝水，可以慢慢好转。如果有高热、不能吃东西，可以适当补液，但并不需要输抗生素，只有合并细菌感染时抗生素才有效。另外，如果长期反复应用抗生素、使用剂量不足或频繁换药等不规范使用，容易诱导细菌产生耐药，久而久之，许多抗生素就会失效。

温馨提示

感冒就要吃"消炎药"这种观念是一种误区，大家口中的"消炎药"其实就是抗生素。而普通感冒是由病毒感染导致的，抗生素是没有效果的，乱用抗生素危害很大，会增加细菌耐药的风险。

"流行性感冒"和"普通感冒"是一回事吗？

冬天到了，李大爷出去遛弯着凉后突然高热、嗓子痛、咳嗽、全身肌肉酸痛，很不舒服。到医院看医生，医生告诉李大爷他得了"流行性感冒"（简称"流感"），大爷心想，不就是感冒了吗，那没什么大不了的，回家歇几天就能好。

"流感"和"普通感冒"这两种疾病有很多相似的地方，比如说都会有发热、咳嗽、咽痛等症状，并且都好发于秋冬季，都有传染性，所以很多人都误认为这是同一种疾病，但是"流感"和"普通感冒"到底是不是同一种疾病呢？

首先，导致这两种疾病的病原体，也就是导致患病的"元凶"是不一样的，虽然两种疾病都是由病毒感染导致的，但"流感"是由特定的"流感病毒"引起的。这也就决定了"流感"更具有季节性，也就是说，只有在"流感病毒"盛行的一段时期才会得"流感"。

其次，这两种疾病的症状不是完全相同的。患"普通感冒"时，上呼吸道的症状比如说咳嗽、打喷嚏、咽痛等是主要的表现。而"流感"通常"来势汹汹"，患者起病较急，全身症状包括头痛、高热、全身腰酸背痛、口唇疱疹等更明显，而咳嗽、打喷嚏、流鼻涕等反而不太明显。

既然这是两种不同的病，那么它们的治疗方法也不是完全相同的，这两种感冒都需要患者多休息，多饮水，多吃新鲜蔬菜水果，注意营养。"普通感冒"如果有其他表现可增加一些对症的药物就可以了，而"流感"更多的是要抗病毒治疗。

"普通感冒"和"流感"相比，前者症状一般较轻，如果没有合并细菌感染，多可在 5～7 天痊愈；而"流感"症状往往较重，需要抗病毒治疗，且死亡率高，需要及时识别。所以，李大爷所得的"流感"并不是他认为的"普通感冒"，李大爷接下来应该听医生的话进行抗病毒治疗及其他相应治疗，并不能只是"回家歇几天"。

温馨提示

> 如果在"流感"的高发季节出现了打喷嚏、咳嗽、发热、嗓子痛等症状，首先要去医院筛查一下流感抗原来明确自己得的是哪种类型的感冒，针对不同类型的感冒采取不同的治疗方法，而不应该把它们都笼统地当成一种疾病来治疗。

突然喘不上气、呼吸费力，嗓子里还有吹哨儿一样的声音，到底是怎么了？

刘阿姨有这样一种"怪毛病"，只要一遇冷、春天接触花粉或者过量活动了就会突然喘不上气来，呼吸很费劲，有时候嗓子里会有像吹哨儿一样的声音，这到底是怎么了呢？

这种情况可能是得了哮喘。哮喘本质上是一种慢性的发生于气管、支气管的炎症，它多好发于具有过敏体质的人群，具有一定的遗传性，哮喘多在接触过敏原（也就是导致过敏的物质）之后刺激发病。哮喘的发病多发生于夜间或凌晨，典型的表现为遇冷或接触花粉、刺激性气味等之后突然开始胸闷及呼吸困难，发作时呼气比吸气更费力，嗓子里有时还会出现像吹哨儿一样的声音。有的人可能只有咳嗽这一种表现，我们称之为咳嗽变异性哮喘，这也是哮喘的一种。

怎样知道自己得没得哮喘呢？一旦发现自己有上面提到的一些表现，那么就要尽快就诊于医院，积极配合医生完善相关检查来明确自己到底是不是患有哮喘，以及自己的哮喘目前处于什么阶段。哮喘的诊断目前主要是靠肺功能检查以及抽血化验一些血液学指标辅助检查，有时还会拍胸片、CT 等排除一下其他疾病。

那么，哮喘该怎么治疗呢？

- ◆ 首先，哮喘的发病多是由于接触了过敏原，所以找出过敏原、避免接触过敏原是最佳的预防发病的方法。
- ◆ 其次，在药物治疗方面，目前多采用扩张支气管和抗炎、抗过敏的药物。这些药物多是一些气雾喷剂，处于不同阶段的哮喘患者用药的剂量及途径都不一样。一旦诊断患有哮喘，严格遵医嘱规律用药对于疾病的良好控制是非常重要的，切不可最近感觉好点了就自行将药物减量，甚至停药。

得到良好控制的哮喘并不会严重影响生活质量，所以不需要过分害怕这种疾病。一旦发现自己有哮喘的表现，及时去看病，规律用药才是正确的。

温馨提示

哮喘是一种慢性的气道炎症，好发于具有哮喘家族史的人群和过敏体质人群，多在接触到一些特定的过敏原后发病，主要表现为突发的喘憋及呼吸困难。一旦发现，尽早就医，如果确诊，规律用药是可以有效控制哮喘的。

哮喘会遗传吗？

哮喘会遗传吗？这个问题是一个哮喘患者和亲属经常提出的问题。哮喘是一种家族聚集很明显的疾病，经研究证实，哮喘的致病因素大概可分为两类："遗传因素"和"环境因素"。调查研究显示，如果父母都有哮喘，其子女患哮喘的概率会达到 60% 左右，这就与哮喘的"遗传因素"有关。看到这儿，有人会问了：那么为什么还有大概 40% 的子女没有患哮喘呢？这是由于"环境因素"也会参与哮喘的发病。如果一个人长期暴露在污染的空气、二手烟中，或者是经常接触过敏原，或者是小时候得过呼吸系统的疾病，对呼吸系统造成了损伤，都会让"环境因素"大显身手，促进一个人哮喘的发病。相反，如果生活作息规律、体格健壮、远离过敏原，那么虽然家里有哮喘的"遗传因素"存在，也是可以不得哮喘的。

所以，哮喘确实是一种遗传相关的疾病。"遗传因素"在哮喘的发病中起了十分重要的作用，但并非所有具备"遗传因素"的人都会发生哮喘，"环境因素"等外因的作用在哮喘的发病中也起了重要的推动作用。

温馨提示

　　哮喘确实是一种遗传相关的疾病，但并非所有具备"遗传因素"的人都会发生哮喘。一旦家族中有哮喘的疾病史，那么避免各种引发哮喘的环境因素，例如，注意平时生活和工作环境的清洁卫生、远离污染的空气和香烟、远离花粉、保持生活作息规律、适量运动，在哮喘的综合防治中是非常重要的。

活动后就喘不上气，还总有咳嗽、咳痰，我该怎么办？

正常细支气管和肺泡　　细支气管变窄和肺泡扩张

　　张大爷多年吸烟，每到冬天、春天就爱咳嗽，有白痰，每年都得犯3个月，痰多时吃点消炎药就管用。最近几次着凉后不光有咳嗽、黄白黏痰，还感觉没劲，稍微一活动就觉得喘不上气，这次着凉后自己又吃上头孢类消炎药，吃了 5 天还是不见好，就到医院看病了。做了肺功能检查后，医生告诉张大爷，已经不单纯是气管炎，是"慢性阻塞性肺疾病"（简称"慢阻肺"）了，以后得戒烟而且需要长期治疗。张大爷一听有点糊涂了，我的肺到底怎么了呢，哪里堵了吗？

"慢阻肺"是一种慢性呼吸道疾病，以持续性气道气流通过受限为特征，与烟草、烟雾等有害气体或有害颗粒的慢性炎症反应有关，病情多呈进行性发展，后期可影响全身各系统。慢阻肺与慢性支气管炎和肺气肿有密切关系，当慢性支气管炎、肺气肿患者肺功能检查出现持续性气流受限时就成为慢阻肺了。

慢阻肺的肺功能变化主要表现为吸入支气管扩张剂后第 1 秒用力呼气容积（FEV_1）/ 用力肺活量（FVC）< 0.7，表明存在持续性气流受限。FEV_1 指的是用力深吸气后尽量用力呼气，测定在第 1 秒内呼出的气体容量。FVC 指的是吸气至最大量，然后用最大力气、最快速度呼气所能呼出的最大气体量。

"慢阻肺"的治疗包括稳定期治疗和急性加重期治疗。这次张大爷着凉后病情加重，原因考虑为感染，要根据医生指导进行急性加重期治疗，主要方式为吸氧、休息、抗感染、化痰、支气管扩张剂治疗，必要时还需要进行糖皮质激素平喘治疗，病情平稳后可转入稳定期治疗。稳定期治疗措施主要包括以下方面：

- **戒烟。**这是阻止慢阻肺发生和进展的关键措施。如果是因职业或环境粉尘、刺激性气体所致者，应脱离污染环境。

- **运动与呼吸功能锻炼。**根据自身情况选择合适的锻炼方式，如散步、慢跑、游泳、爬山等。保持良好的肺功能对于预防和治疗很关键，可通过唱歌、吹口哨、呼吸操、瑜伽等进行肺功能锻炼。

- **防治呼吸道感染。**感染高发期避免到人群密集地方，保持居室空气新鲜，避免着凉，秋冬季接种流感疫苗与肺炎疫苗。

- **长期家庭氧疗。**如果有呼吸衰竭则建议长期低流量吸氧，吸氧流量 < 3 升 / 分钟，吸氧时间 10 ～ 15 小时 / 日。

温馨提示

"慢阻肺"是一种常见的慢性呼吸道疾病，是可防可治的，若不控制病情则会进行性加重，后期可影响全身各系统。戒烟是阻止疾病发生和进展的关键措施，运动与呼吸功能锻炼、防治呼吸道感染等可避免疾病急性加重，药物治疗需规范。

每年体检拍个胸片，是不是就一定会发现肺癌？

刘叔叔多年吸烟，每天吸 20 支，也知道吸烟不利于健康，但几次想戒烟都没有成功。刘叔叔爱人也很担心，特别是经常看到公益广告中提到吸烟与肺癌的关系，就让刘叔叔去医院检查下。刘叔叔说自己每年都参加单位的查体，都会拍胸片的，肺癌肯定会被发现的。咨询大夫后，大夫却说刘叔叔吸烟30多年了，建议做胸部CT进行肺部筛查。

肺癌是我国最常见的恶性肿瘤之一，早期多无明显症状，因此早期不容易发现，好多患者一发现就有转移属于晚期了，因此以前由于早期诊断不足致使肺癌预后差。然而，随着近年来体检的普及，越来越多的肺癌是通过体检发现的。对于筛查肺癌，胸片和胸部CT有什么区别吗，为什么大夫要建议刘叔叔做胸部CT，而不是胸片呢？

胸片目前是肺癌治疗前后基本的影像学检查方法，能够清晰地记录肺部的大体病变，如肺部炎症、肿块、结核等。胸片的敏感度主要取决于病变的大小和位置、影像质量。如果肿块位于心脏、食管、膈肌、肋骨后面，或者是肿块很小（＜1厘米），胸片是看不见的。胸部CT比胸片分辨率高数倍，能够发现直径＜2毫米的微小结节，并且可以清楚地确定病变所在部位和累及范围，鉴别病变的良、恶性。刘叔叔每天吸烟20支，吸烟史超过了30年，是肺癌的高危险人群，对这样的高危险人群建议每年做一次胸部CT。肺癌筛查推荐用的是低剂量螺旋CT，发现早期肺癌的敏感度是常规胸片的4～10倍，可以早期检出肺癌，放射线剂量低，是普通CT的1/6。

温馨提示

　　肺癌是我国最常见的恶性肿瘤之一，早期可无明显症状，因此胸部影像学检查对于筛查很重要。胸部CT与胸片相比，前者分辨率高，能够发现很小的病灶，不受位置的影响，对于肺癌高风险的人群推荐低剂量的胸部CT进行肺癌的筛查。

哪些人群需要定期检查有没有得肺癌？

既然对肺癌高风险的人群，推荐以低剂量胸部 CT 检查进行肺癌的筛查，那么什么是肺癌高风险的人群？

肺癌的远期生存率与早期诊断密切相关，在高危人群中开展肺癌筛查有益于早期发现肺癌。对无转移发生的早期肺癌进行治疗，可明显提高治愈率。那如何对人群进行危险分层，从而去识别高危人群呢？

肺癌筛查的**风险评估因素**包括吸烟史（现在和既往）、职业史、患癌史、肺癌家族史、疾病史（如慢性阻塞性肺疾病或肺结核）、烟雾接触史（被动吸烟暴露）。

肺癌高风险的人群包括：

- ◆ 年龄 55 ～ 74 岁，吸烟 ≥ 30 包年（每天吸烟的包数乘以吸烟的年数，如每天吸 1 包，吸了 30 年），戒烟史 ＜ 15 年。
- ◆ 或年龄 ≥ 50 岁，吸烟史 ≥ 20 包年，另外有被动吸烟除外的上述 1 项风险评估因素。
- ◆ 对于长期暴露于被动吸烟环境超过 20 年，或者长期工作在密闭的或粉尘颗粒较多的环境中的人群，也推荐每年定期进行 1 次筛查。

除了对以上高危人群进行定期的肺癌筛查，也应排查有下列可疑情况的人群：

- ◆ 无原因的刺激性咳嗽持续 2 ～ 3 周，治疗无效果。
- ◆ 原来有慢性呼吸道疾病，咳嗽性质与之前相比发生改变。

◆ 短期内出现无其他原因可解释的痰中带血或咯血。

◆ 肺里同一部位反复发生肺炎。

温馨提示

肺癌的远期生存率与早期诊断密切相关。长期大量吸烟史、年龄、烟雾暴露史等均是肺癌的危险因素，对于高危人群建议每年进行 1 次肺癌筛查。在高危人群中开展肺癌筛查有益于早期发现肺癌，提高治愈率。

肺炎"喜欢"谁?

冬天到了，王大爷每天都坚持早起晨练，而王大爷的老伴正相反，不太喜欢出去活动，喜欢在家里待着。王大爷总是这样劝他的老伴：人年纪大了就应该多出去活动，你看看你，一到冬天就容易咳嗽得肺炎，但我的抵抗力就很强，那都是因为我热爱运动身体好。那么，王大爷说的对吗? 王大爷的老伴容易得肺炎真的是因为她不爱运动吗? 什么样的人容易得肺炎呢?

要回答这个问题，我们先来简单认识一下肺炎这种疾病，肺炎是一种好发于老年人的肺部炎症性疾病，多好发于寒冬、早春季节，主要临床表现为发热、咳嗽、咳痰、全身乏力、酸痛、食欲不振等。所以，机体免疫力较低的人群一般来说就是肺炎的高发人群。

什么样的人群免疫力会降低呢?

◆ 首先，婴幼儿及儿童抵抗力较普通成人低下。

- 其次，老年人随着年龄的增长，身体的各项功能都会有所减退，免疫力自然就会降低。
- 再次，有些人群合并有多种基础疾病或导致抵抗力下降的情况，比如慢性阻塞性肺疾病、心力衰竭、肿瘤、糖尿病、尿毒症、器官移植、因疾病需长期应用免疫抑制剂或激素、大型手术后等，这类人群更易感染肺炎。

加强体育锻炼，是增强体质的好办法。同时减少吸烟、酗酒等可引起抵抗力下降的因素，均可对避免患肺炎有好处。年龄＞65岁者可注射肺炎疫苗来预防。所以，王大爷的话是有一定道理的，坚持锻炼，生活作息规律，提高自身免疫力是可以在一定程度上预防肺炎发生的。

温馨提示

肺炎是一种好发于老年人的肺部炎症性疾病，肺炎的患病主要是由于受到了导致肺炎的病原体攻击，一些婴幼儿、儿童、年纪较大或合并有多种基础疾病的人群会对病原体的抵抗力降低，是肺炎的高发人群。加强体育锻炼、增强体质、注射肺炎疫苗可以有助于预防肺炎。

着凉后发热，会引起肺炎吗？

张叔叔最近不小心着凉了，开始发热、咳嗽、咳痰，但张叔叔自己却并不太在意，张叔叔的老伴儿看到了很是担心，劝张叔叔赶紧吃解热镇痛药和消炎药，跟张叔叔说继续发热下去会引起肺炎的。张叔叔听了也开始担心了，着凉后发热，会引起肺炎吗？

我们先来看一下，肺炎到底是一种什么病？肺炎是老年人常见的一种疾病，是由细菌、病毒等不同的病原体所致的肺部炎症，多以发热、咳嗽、咳痰等为主要表现，细菌性肺炎是最常见的肺炎。那么，为什么会得肺炎呢？简单地说就是，导致肺炎的细菌和病毒侵入了人体，而这个人免疫力又较低，没能抵抗得住这些细菌和病毒，就会得肺炎。病原体可以通过几种不同的途径使人得肺炎：

◆ 空气吸入进入肺部。

◆ 通过血液循环途径到达肺部。

◆ 邻近感染部位蔓延至肺部，比如上呼吸道感染没有得到控制，病原体有可能到达肺部。

◆ 上呼吸道定植菌误吸进入肺部。

如果老年人不小心着凉后出现咳嗽、咳痰、发热，说明他的机体免疫力是弱的，有病原体趁虚而入导致出现了呼吸道感染，但这种情况下多数是上呼吸道感染。如果只是普通感冒，对症退热（高热＞38.5℃时）、休息、多喝水，抵抗力逐渐增强后就会恢复，如果是细菌感染才需要使用消炎药。普通感冒虽然也会发热，但不会引起肺炎的。但是肺炎的表现在早期也可能是着凉后咳嗽、咳痰、发热，有时跟普通感冒不容易区别。

所以，张叔叔着凉后发热了，我们还是建议张叔叔尽快去医院就诊，看看到底是为什么发热，是细菌感染还是病毒感染，然后进行治疗。而张叔叔的老伴担心的，张叔叔如果不及时治疗会引起"肺炎"这种说法是不对的。

温馨提示

肺炎是老年人常见的一种疾病，是由细菌、病毒等不同病原体所致的肺部炎症，多以发热、咳嗽、咳痰等为主要表现，与上呼吸道感染的表现有时是类似的，如果发热、咳嗽、咳痰较重还是建议尽早就医。单纯的发热是不会引起肺炎的。

总是咳嗽、下午低热，要警惕"痨病"

李阿姨今年 70 岁，有糖尿病多年，平时没有好好控制血糖。前几个月着凉后咳嗽了近 1 个月，食欲不好、感觉没劲，李阿姨觉得自己吃得少，把降糖药也减了，也没测血糖。最近 3 周又出现咳嗽、咳痰，夜间容易出汗，有时痰中有血丝，下午有低热，吃了 2 周抗生素也没好，就来看病了。做了胸片、化验，大夫看完结果告诉李阿姨得了肺结核。

结核病在我国古代称为"痨病"，是由结核分枝杆菌感染引起的，最常发生在肺部，称为肺结核。肺结核约占结核病总数的 80% 以上，其他结核包括结核性脑膜炎、结核性胸膜炎、皮肤结核等。

出现什么情况要怀疑肺结核呢？如果咳嗽、咳痰超过 2 周，还有痰中带血，或者午后有低热、乏力、盗汗、月经不调，曾接触过肺结核患者或其他部位结核，就应该考虑到肺结核的可能，去医院看病做进一步检查。李阿姨咳嗽 3 周了，还有痰中带血丝，下午有低热、盗汗，尤其是李阿姨糖尿病多年，血糖也没有控制好，高血糖会导致感染不容易控制或加重，所以大夫才考虑到肺结核的。

肺结核主要是通过咳嗽、咳痰、打喷嚏等方式将结核分枝杆菌播散到空气中传播的。哪些人容易患肺结核呢？主要有以下几种：

◆ 抵抗力下降的人群，如糖尿病、肿瘤、长期使用激素或免疫抑制剂的患者。

◆ 抵抗力差的人群，如婴幼儿、老年人。

◆ 密切接触过肺结核患者的人群。

李阿姨有糖尿病、血糖没控制好，也是老年人，属于易感人群，加上感染后食欲不好，都是受结核分枝杆菌侵袭的原因。

温馨提示

结核病在我国古代称为"痨病"，是由结核分枝杆菌感染引起的，最常见的是肺结核，主要是通过咳嗽、咳痰、打喷嚏等方式将结核分枝杆菌播散到空气中传播的。该病容易发生在婴幼儿、老年人、患有各种慢性病的人群、接触过肺结核患者的人群。若咳嗽、咳痰超过 2 周，痰中有血，乏力、盗汗，或接触过肺结核患者，就应该及时看病。

肺结核可以治好吗？

通过大夫的耐心解释，李阿姨明白自己得了肺结核，同时也有了新的顾虑，老伴岁数也大了，担心传染老伴，也担心自己年龄大了，有糖尿病，肺结核会不会治不好？

　　肺结核是一个非常古老且迄今为止仍然威胁人类健康的慢性呼吸道传染性疾病，是由结核分枝杆菌侵入人体肺部引起。患者与健康人之间经飞沫传播，比如情绪激昂的讲话、用力咳嗽、打喷嚏、患者的痰液。居住拥挤、经济条件不佳、营养不良是经济不发达社会中人群结核病高发的原因，婴幼儿和老年人结核病发病率较高。某些疾病如糖尿病、矽肺、麻疹、百日咳等常诱发结核病。免疫抑制者尤其好发结核病。肺结核是传染病，肺结核患者应该隔离，避免传染他人。

　　那么得了肺结核能治好吗？目前治疗肺结核主要是抗结核药物治疗，应用特定的药物可以杀灭结核菌，而且价格低廉、可口服。**抗结核药物应用有早期、联合、规律、适量、全程应用的原则，其中以联合和规律最为重要。**整个治疗方案分强化和巩固两个阶段。联合用药不仅可防止耐药，而且有希望达到灭菌和彻底治愈。结核分枝杆菌与其他病原菌不同的是：结核分枝杆菌可以长期处于代谢低落的静止或者半休眠状态，一定条件下又重新生长繁殖，因此除联合用药外，必须长时间维持相对稳定的血中药物浓度，使未被杀灭的静止菌在未转为生长繁殖菌时就被控制住，这就需要规律用药并完成全疗程治疗。肺结核患者积极配合是可以治愈的，但部分患者若身体免疫力差有可能复发，不过复发后仍有治疗办法。一般肺结核治疗疗程半年至一年，这也会根据个人病情变化而疗程长短不同。

> **温馨提示**
>
> 　　肺结核是由结核分枝杆菌侵入人体肺部引起的呼吸道传染病，主要是通过飞沫传播造成人与人之间的传播。肺结核患者只要坚持正规的治疗，绝大多数是可以治愈的，治疗要坚持早期、联合、规律、适量、全程应用的原则。

呼吸困难是呼吸衰竭吗？

李大爷诊断慢性阻塞性肺疾病数年，在口服药物控制下平时遛弯、买菜没有不适，但近日遛弯时感觉吸气不足、空气不够用，需要停下来休息才能缓解。李大爷想到曾经住院时的病友因为呼吸衰竭整日佩戴呼吸机，很担心自己是呼吸衰竭，便忧心忡忡来到医院。

我们首先来看看什么是呼吸困难。呼吸困难是主观感觉和客观征象的综合表现，患者主观上感觉吸气不足、呼吸费力，客观上表现为呼吸频率、节律和深度的改变，严重时可出现张口呼吸、鼻翼翕动、端坐呼吸，甚至发绀。我们了解了什么是呼吸困难后，可以判断李大爷的不适很明显就是呼吸困难，但李大爷的呼吸困难是不是他所担心的呼吸衰竭呢？

呼吸衰竭是指各种原因引起的严重肺通气和（或）换气功能障碍，以致不能进行有效气体交换，导致缺氧伴（或不伴）二氧化碳潴留，从而引起一系列生理功能和代谢紊乱的临床综合征。能引起呼吸衰竭的疾病有很多，比如肺部疾病、心脏疾病等均可进展至呼吸衰竭。

怎样才能确定是不是呼吸衰竭呢，那要从呼吸衰竭的诊断标准入手。呼吸衰竭的标准为海平面静息状态呼吸空气的条件下，动脉血气氧分压（PaO_2）< 60 mmHg，伴或不伴动脉血气二氧化碳分压（$PaCO_2$）> 50 mmHg。医生对呼吸衰竭的诊断主要依靠血气分析结果，根据血气分析中氧分压及二氧化碳分压确定分型。呼吸困难是一种症状，可见于多种疾病，如呼吸系统疾病、心血管系统疾病、肥胖、酸中毒、急性感染、血液病等，呼吸困难同样也是呼吸衰竭的临床表现之一，但不能认定呼吸困难就是呼吸衰竭，需要去医院完善相关检查才能确定。

温馨提示

有肺部基础疾病的患者出现呼吸困难需考虑基础疾病进展，同时应警惕呼吸衰竭的可能，应及时去医院完善相关检查。老年人即使没有基础疾病，出现呼吸困难可能是心肺疾病的表现，也应引起重视，出现症状时可停下当前活动休息、保证空气流通、张口呼吸缓解，并寻求他人帮助及时就诊。

吸氧就可以治好"呼吸衰竭"吗？

张大爷到医院看病，医生通过了解病情及进行检查后诊断张大爷为呼吸衰竭，并向张大爷及其家属解释病情，给予吸氧治疗。张大爷吸氧后呼吸困难症状逐渐消失，家属看到吸氧后张大爷好了，便问医生是不是吸氧就可以治好呼吸衰竭。

吸氧真的可以治好呼吸衰竭吗？首先了解一下什么是呼吸衰竭。呼吸衰竭是指各种原因引起的严重肺通气和（或）换气功能障碍，以致不能进行有效的气体交换，导致缺氧伴（或不伴）二氧化碳潴留，从而引起一系列生理功能和代谢紊乱的临床综合征。呼吸衰竭分为Ⅰ型呼吸衰竭和Ⅱ型呼吸衰竭。

- ◆ Ⅰ型呼吸衰竭是不伴二氧化碳潴留的低氧血症，此时患者的主要问题为氧合功能障碍，而通气功能基本正常，可给予较高浓度的吸氧（吸氧浓度≥ 35%，也就是吸氧 3 升 / 分钟）。
- ◆ Ⅱ型呼吸衰竭是伴明显二氧化碳潴留的低氧血

症，此类患者应给予低浓度（吸氧浓度＜35%）持续吸氧。

那吸氧又是怎样起到作用的呢？吸氧是通过增加吸入氧浓度来纠正患者的缺氧状态，合理的吸氧能使体内可利用氧明显增加，减少呼吸作功，降低缺氧性肺动脉高压。一般而言，只要氧分压低于正常即可吸氧，但临床往往采用更严格的标准，对于成年患者，特别是慢性呼吸衰竭者，氧分压＜60 mmHg是比较公认的吸氧指征，而对于急性呼吸衰竭患者，吸氧指征应适当放宽。但是对于Ⅱ型呼吸衰竭伴二氧化碳分压升高的患者，应该低流量吸氧，避免早期二氧化碳潴留加重。通过上面的介绍，我们知道吸氧是通过提升氧浓度来改善患者缺氧状态，吸氧可用于许多疾病的治疗，缓解患者呼吸困难症状，但并不能治好疾病。

温馨提示

呼吸衰竭的患者出现呼吸困难，可暂时吸氧，尽快就诊进行呼吸衰竭的分型，因为分型决定着吸氧浓度的高低，要根据分型调整吸氧浓度。

"打呼噜"是病吗?

李大爷一直睡觉打呼噜，声音较大，家人一直认为这是睡得很香的表现。近1年多李大爷总是觉得白天犯困、口苦的感觉，白天坐着经常能睡着，于是来医院就医看病。大夫问老伴情况，老伴说李大爷打呼噜时有突然憋住感觉好久没有呼吸的情况，大夫说这是睡眠呼吸暂停，需要进一步检查和治疗。李大爷很奇怪，打呼噜怎么是病呢？

人的一生大约有三分之一的时间是在睡眠中度过的。睡眠中，机体处于低代谢状态，使体力和精力得以恢复。然而，有些疾病却在睡眠中发生，睡眠呼吸暂停综合征就是其一，主要见于男性，肥胖者较多，随年龄增长其发病率也增高，部分患者存在上气道解剖异常，如鼻腔阻塞、扁桃体肥大、软腭松弛、腭垂过长、舌体肥大、下颌后缩、小颌畸形等。

> 睡眠呼吸暂停综合征患者均有不同程度的打呼噜，并多有睡眠中憋醒的经历，由于睡眠质量差，醒来自觉头痛、乏力，并出现明显的白天嗜睡、记忆力减退、注意力不集中等，还可以引起高血压、冠心病、肺心病等严重并发症。

打呼噜在人群中较常见，不要认为这是一种简单的习惯而忽视它，需要警惕与打呼噜相关的睡眠呼吸暂停综合征。那打呼噜的人怎样确定有无这个病呢？如果身边有打呼噜伴有夜间憋醒、呼吸暂停的人，可建议其来医院行多导睡眠监测进行诊断。诊断明确后需要治疗吗？可以治疗吗？睡眠呼吸暂停综合征从患者自身角度来看会引起注意力不集中、记忆力减退等从而影响工作、学习，也可引起自身健康问题如高血压、冠心病、肺心病等，同时也影响家人的生活健康，需要引起大家的重视。对呼吸睡眠暂停综合征患者进行积极的治疗，不但能够提高生活质量，并能防止并发症的发生。治疗也是因人而异的，有的人可以通过戒烟、戒酒，避免服用安眠药，有的人可以通过减肥改善症状；如果夜间低氧不能缓解，可以用无创气道正压通气治疗，甚至可以通过手术进行纠正。

温馨提示

　　打鼾是常见的生活现象，然而有些"打呼噜"并不是睡得香，反而是睡眠呼吸暂停综合征的信号。如果有打呼噜的人伴有夜间憋气、白天容易犯困或晨起头痛等情况，应及时就诊，去筛查是否有睡眠呼吸暂停综合征。

（姜　娟　赵　阳　刘　新　杨素敏）

第3章

消化系统疾病

远离便秘不添"堵"

接近一半的老年人会被慢性便秘困扰。有的老年人听说便秘可能诱发心肌梗死，很在意便秘这件事儿，担心随着年龄的增长，便秘越来越重。怎么才能远离便秘，让晚年生活不添"堵"呢？

老年人慢性便秘是常见的卫生保健问题。虽是小病，却能诱发多种疾病。便秘能诱发痔疮和肛裂，还可能引起失眠、抑郁、焦虑等情绪改变。另外，用力排便及屏气时腹压增加，可能造成血压及颅内压增高，引发心脑血管意外，导致昏厥、心绞痛、心肌梗死、脑出血，甚至发生严重的心律失常而猝死。

日常生活中，哪些因素易引起老年人出现便秘呢？引起便秘的原因主要有三类：

◆ 生理因素和不良生活习惯。
　◇ 生理方面，老年人牙齿脱落，食物和纤维素摄入不足，对肠道的刺激减少，易引起便秘；老年人体能普遍下降，躯体运动障碍和衰弱

　　状态导致活动量减少，增加便秘的发生。

◇ 不良的生活习惯则包括生活不规律、缺乏运动、不重视便意、如厕时注意力不集中、偏食（摄入蔬菜、水果少）或饮水少等。

◆ 很多药物和便秘相关。老年人合并症多，常同时服用多种药物，其中心脑血管疾病药物（如钙通道阻滞剂等降压药物）、补钙药物、补铁制剂、止痛药、镇静催眠药等与便秘相关，可能引起或加重便秘。

◆ 多种全身及肠道疾病会直接导致便秘。

◇ 肠道疾病包括结直肠肿瘤、痔疮和肛裂等。

◇ 全身疾病包括糖尿病、严重脱水、卒中后遗症、痴呆、帕金森病、皮肌炎、重症肌无力、腹腔巨大肿瘤压迫等，情绪障碍如焦虑、抑郁等亦可导致便秘。

预防和治疗便秘需注意以下几个方面：

◆ 合理膳食，增加富含纤维素的蔬菜和水果的摄入，避免辛辣刺激及油炸食物，戒除烟酒。增加饮水量，每日晨起引用温开水能刺激肠道蠕动，有助于排便。

◆ 规律作息，养成良好的排便习惯，尽量在固定的时间排便。

◆ 保持适当的体育锻炼，可促进胃肠蠕动，有助于保持大便通畅。

- 调整精神和心理状态，是预防便秘的主要方法，也是最基本的治疗手段。
- 如便秘改善不显著，建议在医生指导下进行药物治疗。

温馨提示

老年人基础疾病多，同时服用多种药物，且胃肠动力减弱、运动减少，因此老年人易被便秘困扰。通过调整生活方式、养成良好的排便习惯、适当活动、药物治疗这样的综合管理模式，有助于老年人远离便秘，晚年生活不添"堵"。

火眼金睛看穿通便药

便秘的老年人需要长期服用通便药，各种渠道的广告介绍了很多种通便药，有的老年人每天都在用润肠茶或番泻叶。选择哪种通便药更适合自己？长期服用通便药，有没有副作用？这都是老年人常有的疑问。

多数老年人的便秘为功能性的，但明确是否为功能性便秘之前，需要请医生协助诊断以排除器质性疾病。功能性便秘的治疗除采用调整饮食结构、改善生活方式、加强体育锻炼和养成定时排便的习惯等措施外，必要时需要服用通便药物来治疗。目前常用的通便药有以下几种类型：

- **润滑性泻剂：**
  - 常用的药物有开塞露、液体石蜡，此类药物多含有油脂，可软化粪便，加快肠道通过时间。

◇ 无机矿物油类如甘油、液体石蜡可口服或灌肠，但对于增加排便频率、改善症状则疗效有限。

◇ 灌肠治疗可作为临时性措施用于治疗排出道阻滞性便秘。但是，如果长期使用可降低直肠的敏感性，排便会更加困难；并且长期应用可影响机体对脂溶性维生素（A、D、E、K）以及钙、磷的吸收，因此不建议长期使用。如果需要使用，为减少对营养物质吸收的影响，建议餐间应用。

◆ **容积性泻剂：**

◇ 此类药物主要由纤维素和纤维素衍生物组成，包括麦麸、欧车前、甲基纤维素、聚卡波非钙等，具有吸水膨胀的特点，可增加粪便水分和体积，促进肠蠕动，且可在结肠内被细菌酵解，增加肠内渗透压，发挥导泻作用。

◇ 此类药物不被肠道吸收，作用温和且耐受性好，特别适用于平时膳食纤维摄入不足的老年人。

◇ 服用此类药物时需要注意多饮水，部分患者服药后可有腹胀、腹部不适感。

◆ **刺激性泻剂：**

◇ 此类药物包括比沙可啶、酚酞、蒽醌类药物、大黄苏打、蓖麻油等。

◇ 长期服用易出现泻剂依赖性结肠、电解质紊乱等不良反应，并可导致结肠黏膜下黑色素沉积（结肠黑变病），不推荐老年患者长期使用。

◆ **渗透性泻剂：**

◇ 老年患者首选渗透性泻药。

◇ 渗透性泻药包括聚乙二醇及乳果糖。其可在肠内形成高渗状态，吸收水分，增加粪便体积，刺激肠道蠕动。

◇ 聚乙二醇口服后不被肠道吸收和代谢，其含钠量低，不引起肠道净离子的吸收或丢失，不良反应少。

◇ 乳果糖在结肠中可被分解为乳酸和乙酸，促进生理性细菌的生长。主要不良反应为时有轻微腹胀、恶心、腹痛、腹泻。

◆ **其他：**

◇ **促动力药**，如莫沙必利，其作用特点是促进肠道蠕动，适用于胃肠动力差的便秘患者，尤其适用于由糖尿病等引起的功能性便秘患者。

◇ **益生菌**，主要包括乳杆菌、双歧杆菌、肠球菌等。肠道益生菌是肠道微生态调节剂，可改善肠道的微环境，调节肠腔内的 pH，促进肠蠕动，缩短结肠传输时间，减少肠道内有害物质吸收，使粪便软化而利于排便。

　　结合各种通便药物的特点，渗透性通便药物副作用小，更易接受其作为长期使用的药物。而大黄（一些中药通便药的成分）、番泻叶为刺激性通便药物，长期使用会加重便秘，不建议长期使用。

温馨提示

老年人常常遭遇慢性便秘的困扰，正确、合理地选择药物来治疗慢性便秘，就显得尤为重要。就通便药物本身的特点考虑，润滑性泻剂、容积性泻剂、刺激性泻剂可用于间歇性便秘的治疗，而渗透性泻剂相对更适合于慢性便秘的长期治疗。

健康生活，避免"反酸、烧心"之苦

几乎每个人的一生中都有烧心的经历。年轻时生活饮食不规律，容易发生反酸、烧心，到了老年，虽然生活节制了，但是反酸、烧心却并没有远离，仍然是困扰老年人的常见话题之一。

反酸、烧心是胃食管反流病的典型表现，这是一种常见的消化系统慢性疾病，男性发病大于女性。随着年龄的增长。胃食管反流病的发病率逐渐上升，影响了患者的生活质量。在药物治疗和手术治疗之外，生活方式的调整可以有效地减少症状发生。

◆ 形成规律饮食的习惯：
　　◇ 按时进食三餐。
　　◇ 进餐后易反流，因此进食后不宜立即平卧休息及剧烈运动。
　　◇ 进餐过程中应避免暴饮暴食，以七八分饱为宜，少食多餐。过量饮食会加重胃的负担，引起消化功能障碍，使胃排空减慢，食物停留在胃中，胃内压力增高，食物就容易反流到食管，引起症状。

◆ 睡前不宜进食。晚餐时间应选择在睡前 3 小时前进行，如果晚餐时间过晚，睡觉时胃内容物尚不能完全排空，一旦平躺，胃内的食物很容易反流入食管，从而加重胃食管反流病。

◆ 食物选择：

◇ 胃食管反流病的患者平素应以高蛋白质、高纤维、低脂肪、易消化的食物为主。

◇ 食物蛋白质可刺激胃泌素的分泌，胃泌素可使食管下端括约肌张力增加，抑制胃食管反流，因此在饮食中可适当增加蛋白质成分，例如瘦肉、牛奶、豆制品、鱼、虾等。

◇ 多食易消化、细软食物均有利于胃食管反流病的治疗及预防。

◆ 其他注意事项：

◇ 咖啡、浓茶、可乐、柑橘类饮料、酸性饮品等可以刺激胃酸分泌，增加胃食管反流概率。

◇ 酒的主要成分为乙醇，不仅能刺激胃酸分泌，还能使食管下端括约肌松弛，肌张力下降，尤其是烈性酒可使食管蠕动频率下降，加重胃食管反流病的症状。

◇ 减少上述饮品的摄入及戒酒均有助于胃食管反流病的预防及治疗。

◆ 选取合适的烹饪方法。烹饪方法应以煮、炖、氽、烩、蒸为主，少吃或不吃油炸、烧烤食品。

◆ 保持合适的体重。

◇ 女性标准体重为（身高－105 厘米），男性为

（身高－100厘米），避免肥胖或者超重。

◇ 肥胖患者腹压增加易发生反流，所以应避免摄入促进反流的高脂肪食物，减轻体重。

◆ 将床头抬高10～15厘米。这对夜间平卧时的反流甚为重要，利用重力来清除食管内的有害物。

◆ 避免在生活中长久增加腹压的各种动作和姿势（包括穿紧身衣及束紧腰带）。

温馨提示

胃食管反流病是常见的消化系统慢性疾病。在药物治疗和手术治疗之外，健康、合理的生活方式可以有效地减少症状发生。

咽部异物感可能是胃食管反流惹的祸？

食管

胃内容物反流入食管

胃食管反流

王奶奶最近感觉嗓子里总有东西，反复清嗓子。她趁着体检的时候把嗓子好好检查了一下，发现就是慢性炎症，大夫建议去检查一下有没有胃食管反流病，这咽炎和胃食管反流病有什么关系呢？

胃食管反流病是指胃内容物反流入食管引发烧灼感、反酸、胸痛等症状和（或）并发症的一种疾病，严重者甚至有食管黏膜的病理性损害而导致反流性食管炎。

胃食管反流病为消化系统的常见慢性疾病，容易反复。胃食管反流病的典型症状是烧心和反流，不典型症状包括胸痛、上腹痛、上腹烧灼感、嗳气等。需要特别指出的是，以胸痛为主要表现的患者需先排除心脏的因素。此外，患者可伴随食管外症状，包括咳嗽、咽喉症状、哮喘等。

咽喉反流是指胃内容物异常反流至上呼吸道而引起的慢性症状或者黏膜损伤。常表现为咽部异物感、声音嘶哑、反复清嗓、慢性咳嗽等。因此，老年人出现上述症状的时候，除了排查耳鼻喉科的疾病外，还需要考虑胃食管反流病的可能性。可能需要做胃镜或其他相关检查进一步明确。

温馨提示

胃食管反流病是指胃内容物反流入食管引发食管相关症状和食管外症状的一种疾病。典型症状是烧心和反流，此外还需留意非典型症状和食管外症状。

引起消化性溃疡的"元凶"

消化性溃疡是常见病，最常见的病因是幽门螺杆菌感染。

幽门螺杆菌是一种可以在人与人之间互相传播的细菌，通常经过唾液的途径互相传染。一些不良的卫生习惯如不注意手部卫生、共用餐具及牙具可能会导致幽门螺杆菌的感染。反之，日常生活中实行分餐制，注意饭前便后勤洗手，必要时对感染者行根除幽门螺杆菌的治疗，则可以避免细菌的感染，预防溃疡的发生。

另一个导致消化性溃疡的因素就是药物因素，主要有非甾体抗炎药物。日常生活常见的阿司匹林以及其他一些治疗关节痛、头痛的药物均是此类药物，不遵医嘱随意服用均可能导致消化性溃疡的发生。

其他导致消化性溃疡发病的因素还包括饮酒、不规律饮食以及喜食高盐、腌制、辛辣刺激的食物等，这些食物均有可能导致胃黏膜的损伤。

此外，还需注意保持心情愉悦，避免情绪大起大落。注意生活方式的调整，适当减压，避免因为情绪过度紧张诱发应激性溃疡。

温馨提示

消化性溃疡最常见的两个病因是幽门螺杆菌感染和非甾体抗炎药，得了消化性溃疡需要检测并根除幽门螺杆菌，或科学使用阿司匹林等药物。建议通过全面的生活方式管理减少发病的风险。

让人生畏的幽门螺杆菌感染

很多人查体的时候做了个 ^{13}C 尿素呼气试验，发现幽门螺杆菌阳性。幽门螺杆菌到底有什么危害？会传染吗？尤其是照顾孙子孙女的老年人，很关心这个问题。

幽门螺杆菌是世界上感染率较高的致病细菌之一，我国各省幽门螺杆菌的人群平均感染率约为 50%。幽门螺杆菌感染与常见的消化系统疾病如慢性胃炎、消化性溃疡甚至胃癌等疾病的发生与发展具有十分密切的关系。根除幽门螺杆菌是治愈消化性溃疡、预防胃癌的有效手段。幽门螺杆菌属于革兰氏阴性杆菌，呈弯曲状，能在胃内长期生存。一般来说，营养比较充分、存在少量氧气的环境十分有利于幽门螺杆菌的生长，它可以在 4℃ 的水中生存 24 小时。幽门螺杆菌可通过粪－口途径、口－口途径传播，感染者的粪便中存在幽门螺杆菌，如果污染水源，健康人饮用了含幽门螺杆菌的水，可以被传染。幽门螺杆菌感染者的口腔中也可能存在细菌，长期生活在一起的密切接触者有可能经过口－口途径感染幽门螺旋杆菌，特别是大人将食物嚼碎了喂小孩。

温馨提示

幽门螺杆菌是世界上感染率较高的细菌之一，可通过粪－口途径、口－口途径传播。幽门螺杆菌感染与常见的消化系统疾病如慢性胃炎、消化性溃疡以及胃癌等疾病的发生与发展具有十分密切的关系。

如何发现幽门螺杆菌

非侵入性检测试验包括尿素呼气试验、粪便抗原试验和血清学试验。

尿素呼气试验包括 ^{13}C 尿素呼气试验和 ^{14}C 尿素呼气试验，是临床最常应用的非侵入性试验，其优点是检测准确性较高、操作方便、不受幽门螺杆菌在胃内灶性分布的影响。对于胃部分切除术后的患者，该方法的准确性显著下降，此类患者可通过侵入性手段，如在胃镜检查时进行快速尿素酶试验和（或）组织学方法检测。

粪便抗原试验检测的准确性与尿素呼气试验相似，在尿素呼气试验配合欠佳的人员（如儿童）检测中具有优势。常规的血清学试验检测幽门螺杆菌抗体，其阳性不一定是现症感染，不能用于根除治疗后复查，因此其临床应用受限。

需要指出的是，幽门螺杆菌检测前必须停用质子泵抑制剂至少 2 周，停用抗菌药物、铋剂和某些具有抗菌作用的中药至少 4 周。

在生活中，我们如何预防幽门螺杆菌感染呢？

- ◆ 避免于卫生条件差的地方进餐，如餐具可能消毒不合格的路边摊。
- ◆ 进餐时使用公筷，不将食物嚼碎了喂小孩。
- ◆ 餐具要定时消毒，高温可以杀灭幽门螺杆菌，用沸水煮沸 10 ～ 15 分钟即可。
- ◆ 将个人生活用品分开使用，不要共用牙刷、碗筷等。

温馨提示

幽门螺杆菌感染在临床上十分常见，首选 ^{13}C 尿素呼气试验和 ^{14}C 尿素呼气试验。如果感染了幽门螺杆菌，需要及时就诊，请医生进一步诊断和治疗。

得了脂肪肝，需要吃药吗?

随着生活水平的提高，越来越多的人查体时腹部超声检查提示脂肪肝。得了脂肪肝一定需要吃药吗?

脂肪肝是一种脂肪组织在肝过度沉积引起的疾病。根据患者是否饮酒，可将其分为酒精性脂肪肝与非酒精性脂肪肝。对于前者，戒酒是最重要的防治手段。这里主要介绍非酒精性脂肪肝药物治疗相关的注意事项。

非酒精性脂肪肝，根据病情可分为非酒精性单纯性脂肪肝、非酒精性脂肪性肝炎，严重者可以在此基础上发展成为肝纤维化、肝硬化及肝细胞肝癌。

非酒精性单纯性脂肪肝患者的肝酶学指标（主要是谷丙转氨酶和谷草转氨酶）多在正常范围，此类患者不需要用药，治疗以生活方式调整及运动为主。

非酒精性脂肪性肝炎患者则应进行药物治疗。目前关于药物启用的时间，尚无一致意见，对于谷丙转氨酶升高的患者，如药物使用 6 个月后转氨酶没有降低，应停止治疗。治疗的药物主要包括以下几种:

◆ 调血脂药物，包括他汀类、贝特类药物等，可用于治疗脂肪肝合并的血脂异常。许多老年患者因为血脂异常及周围动脉粥样硬化的原因使用调脂类药物，可能对脂肪肝有一定作用。但是他汀类药物的使用也可能存在不良反应的风险，需在医生指导下使用。

◆ **肝细胞保护剂**，包括多烯磷脂酰胆碱、甘草酸制剂等，有特定的适应证，需在消化科或肝病科专科医师指导下用药。

◆ **维生素 E**，可能适用于某些合并糖尿病的脂肪肝人群。

总体来说，目前针对脂肪肝，需于专科就诊，决定是否用药及用药方案。

对于脂肪肝基础上发展而来的肝纤维化、肝硬化及肝癌等的治疗，相对复杂，不能轻易决策，需要到医院完善相关检查，评估病情后进一步制订诊断、治疗的方案。

温馨提示

仅部分脂肪肝患者需要服药治疗，需就诊于相关科室医生，根据具体情况制订用药方案。此外，调整生活方式及运动对于脂肪肝的管理至关重要。

健康的生活方式，远离脂肪肝

前文提到，脂肪肝分为酒精性脂肪肝与非酒精性脂肪肝，前者最重要在于戒酒，后者主要在于生活方式的调整。调整生活方式主要包括：减少高热量饮食的摄入，联合体育运动。实施起来，具体包括以下几点：

◆ 限制能量的摄入：

◇ 热量摄入减少 500 ~ 1000 千卡 / 日。500 千卡相当于 1 包薯条或 2 个炸鸡腿或 2 个牛角面包所含的热量。

◇ 每周减重 0.5 ~ 1 千克。

◆ 营养构成：

◇ 采用低、中等脂肪及中、高等碳水化合物摄入。

◇ 避免含果糖饮品或食品摄入。避免快餐中的果糖与反式脂肪，避免软饮料（酒精含量 < 0.5% 的天然或人工调配饮料，几乎都使用浓缩蔗糖及果糖，是导致肥胖的重要饮品）。

◇ 增加饮食中的 ω-3/ω-6 多不饱和脂肪酸，包括花生油、大豆油、橄榄油、葵花籽、核桃等。

◇ 严格控制饮酒，男性少于 30 克 / 日，女性少于 20 克 / 日。

◆ 运动：

◇ 鼓励每周 3～5 次、共 150～200 分钟的中等强度有氧训练，包括快走、慢跑、蹬自行车等方式，训练中最大心率达到基于年龄上限心率（220－年龄）的 60%～70%，中老年人心率达到（180－年龄）水平。

◇ 阻力运动可提高肌肉强度，改善代谢风险因素，同样有效。

◇ 制订运动方案时应考虑到患者的偏好，并鼓励长期保持，过高强度锻炼及白天睡觉会影响执行。

◇ 6 个月后监测饮食及锻炼的效果。

温馨提示

　　得了脂肪肝，生活方式的调整最为重要，主要包括调整饮食结构和进行规律、适量的运动，贵在长期坚持。

胆囊结石与胆囊炎：一对关系亲近的小伙伴

　　刘奶奶听说邻居老谢得了胆囊炎，是不是就是胆结石呀？胆结石和胆囊炎是一回事吗，刘奶奶也搞不清楚，今天正好来门诊看病，顺便也想请医生帮忙解释一下。

　　胆囊炎和胆结石是中老年人的常见病、多发病。胆结石，是指胆囊和胆管中任何部位发生结石的疾病。胆囊炎是指胆囊的炎症。二者既有区别，又密切联系，常合并存在。大多数胆结石常无症状，患者在体检时发现胆囊结石。仅有15%～20%的胆结石会出现临床症状。另一方面，胆囊炎又可诱发胆结石，因胆道感染使胆固醇代谢失调和胆汁淤积，是结石形成的主要因素。

胆囊炎从临床角度一般分为急性胆囊炎和慢性胆囊炎。急性胆囊炎主要症状是右上腹痛，可表现为阵发性绞痛，伴有恶心、呕吐、发热等。腹痛持续时间长。发热患者体温通常在38～38.5℃之间，在老年患者中高热和寒战相对少见。部分患者症状不典型，直到出现并发症才就医。

慢性胆囊炎症状多样。对于胆结石患者，结石可能阻塞胆囊管，引起胆绞痛发作，可伴有背部及右肩胛区疼痛，以及恶心、呕吐。除此之外，患者常有腹胀、上腹或右上腹不适、嗳气等消化不良症状，进食油腻食物后症状加剧。一部分患者可能没有胆绞痛发作，只有上腹不适、嗳气等非特异性消化不良的症状。慢性胆囊炎可有急性发作，重者可引起感染中毒性休克，危及患者生命。

老年人由于神经冲动传导功能减退，对痛觉及应激反应迟钝，临床常常不典型，经常与实际病情不符。且老年人患胆囊炎时更容易出现局部并发症，影响预后。

对于无症状慢性胆囊炎、胆囊结石患者而言，治疗原则是饮食调整（清淡饮食），有症状时可口服利胆药物对症治疗。有些高风险患者，易患胆囊癌，可采取预防性胆囊切除，主要包括以下几种情况：胆囊结石病程超过15年、合并＞1厘米的息肉样病变、结石＞3厘米、有胆囊癌家族史等，具体可向相关科室医师咨询。有症状的慢性胆囊炎、胆囊结石，治疗以控制症状、消除炎性反应为主。急性期需及时就医诊治。

温馨提示

胆结石和胆囊炎是老年人的常见病、多发病。二者既有区别，又有密切联系，常合并存在。对于有症状的慢性胆囊炎、胆囊结石，治疗以控制症状、消除炎性反应为主。急性期需及时就医。

肠道也会缺血吗？

李大爷有高血脂、冠心病，最近反复出现饭后腹痛，现在一提起吃饭，心里多少都有点害怕，都不敢吃饭了，体重下降了不少，大夫说李大爷可能是肠道缺血导致的。这肠道也会缺血吗？

说到肠道缺血，就得先说一说肠道的血供。肠道的供血主要来源于三条动脉：腹腔动脉、肠系膜上动脉、肠系膜下动脉，这三只动脉与盆腔的动脉交织在一起，所以肠系膜血管病变多不引起明显症状。像李大爷这种腹部疼痛的症状出现时，就提示上述的三支血管中至少两支出现了狭窄。如果症状是慢性的，则约有95%与肠系膜动脉粥样硬化有关。患者常同时合并其他动脉如冠状动脉、颈动脉等血管的病变。

根据症状的急缓，肠道缺血可分为急性与慢性两种。急性的肠道缺血常常是因为血管突然被血栓阻塞引起，血栓可能来源于心肌梗死后的附壁血栓、心房颤动及二尖瓣病变所致的心房血栓、感染性心内膜炎的赘生物等。对于老年人群，心房颤动导致的急性肠系膜栓塞、急性肠道缺血坏死最为多见。在急性心力衰竭、休克等情况下，因肠系膜血管的痉挛导致肠壁血供急剧下降，亦可导致急性肠道缺血。患者可突发剧烈腹痛、便血，伴呕吐、腹泻等，病情进展快，需要立刻就医。慢性肠系膜缺血的病因如前述，多由于肠系膜动脉粥样硬化所致，症状多不典型，腹痛反复发作，以致出现害怕吃饭、营养不良、消瘦等。

急性肠系膜缺血需要禁食并立即就医。慢性肠系膜缺血需行相关检查以明确血管狭窄情况，根据严重程度，决定进一步治疗方案。轻者不需要特殊的治疗，可调整饮食为少食多餐，避免进食过多及进食不易消化食物以缓解症状，同时配合调脂、稳定斑块等治疗措施。重者可能需要积极干预，包括药物、支架植入或手术治疗。

温馨提示

肠道也会出现缺血，当存在心房颤动时，如突然出现剧烈腹痛，需尽快就医，警惕血栓栓塞导致急性肠道缺血坏死的可能。慢性患者，在调脂、稳定斑块等治疗基础上，需进一步评估以制订管理方案。

大便潜血阳性，祸从哪里来?

大便潜血是指消化道少量出血，红细胞被消化破坏，粪便外观无异常改变，肉眼和显微镜下均不能确定，需检验手段才能发现。目前的检验手段可以排除动物血及铁剂等影响，也就是说不会因为进食动物血制品或铁剂，导致大便潜血假阳性。一次发现大便潜血阳性，最好复查几次，以证实确实存在胃肠道相关病变，并进一步诊治。

大便潜血阳性提示消化道存在出血，出血部位可位于上消化道（包括食管、胃、十二指肠）、下消化道（包括小肠、结肠、直肠）等。导致大便潜血阳性的原因很多，对于老年人群，首先需要考虑是否与服用阿司匹林、氯吡格雷或者华法林等抗血小板聚集药物或抗凝药物相关，其次需要重点考虑肿瘤的可能。下面分别解释一下。

抗血小板聚集药物或抗凝药物，尤其是阿司匹林，可通过直接损伤和间接减少胃黏膜保护因素等机制损伤胃黏膜，引起胃黏膜糜烂、溃疡等病变，并引起少量出血，从而出现大便潜血阳性。遇到这样的情况，需要及时就诊，由医生决定下一步诊断和治疗方案。

除上述原因外，肿瘤快速生长，可出现局部坏死，伴有小量的出血，出现大便潜血阳性，在老年人群中需要警惕其存在。这种情况，需要完善肿瘤标志物、内镜、腹部 CT 等检查，进一步评估肿瘤的可能性，并决定下一步治疗的方案。

温馨提示

大便潜血阳性，需考虑药物相关可能及肿瘤可能，根据不同情况决定是否需要调药、筛查肿瘤等，需要至专科医师处就诊决定，不建议擅自处理。

大便性状改变之我见

孙大爷最近大便变成了细条状，孙大爷挺担心的，于是去医院检查。大夫先是仔细询问了孙大爷的病情，并且做了肛门检查，接着建议孙大爷做个肠镜和腹部盆腔 CT。孙大爷到底是怎么了呢？

正常的粪便应该是成形的软便，接近香蕉状。偶尔一次大便变细可能是进食不当造成粪便不易成形所致，如果老年人多次发现大便变细，就要提高警惕了。常见的可能病因有以下几种疾病：

> ◆ **直肠癌**：结直肠癌作为中国常见的恶性肿瘤之一，受到广泛关注。同时，中国是全球大肠癌每年新发病例最多的国家。其中，直肠癌的病情进展快，早期可无特殊症状，出现大便变细时，提示肿瘤已经堵塞直肠肠腔，可同时伴有大便带血或大便潜血阳性。肛门指检可能触到肿瘤，根据肿瘤形状、表面是否出血等可初步判断病变的良恶性。进一步需要完善肠镜和腹部盆腔 CT，检查病变局部及淋巴结等情况进行综合判断。
>
> ◆ **痔疮**：老年人，尤其是长期便秘或久坐的人群，局部压力增大，引起肛门部位静脉回流障碍，出现肛门周围静脉曲张，即"痔疮"。曲张的静脉团堵塞粪便出口，可导致大便变细，可伴有局部便鲜血，鲜血附于大便表面，不与大便混合。

◆ **直肠息肉**：根据直肠息肉的形态，可分为多种类型。息肉可凸入肠腔，引起大便排出口梗阻出现大便变细，部分息肉有恶变可能，息肉也可伴有出血，甚至可以出现大量出血的情况，需及时诊治并进行切除。肠镜下病变的表现和病理检查有助于判断息肉的形态及病理类型。

温馨提示

大便变细原因可能为直肠癌、痔疮、息肉等，反复多次出现大便变细应及时就诊，进一步检查以明确病因。

🍑识别早期胃癌，且看"胃镜"显身手

胃癌是我国高发的恶性肿瘤之一，属于比较常见的消化道恶性肿瘤，病死率较高，占所有恶性肿瘤的 1/4 左右。早期胃癌是癌组织浸润仅限于黏膜层及黏膜下层，即肿瘤在胃内相对表浅，临床表现与其他胃病存在很多相似特征。为了能够尽早诊断胃癌，及早预防、早期诊断和早期治疗一直是人们关注的焦点。进入 21 世纪后，消化内镜诊断及治疗技术进入快速发展时期，超声胃镜、精查内镜等新型设备相继涌现，为提高早期胃癌的诊治水平带来了曙光。胃癌的预后与胃癌的发展阶段密切相关，早期胃癌积极治疗，5 年生存率可达到 80% ～ 90%，而进展期胃癌则只有 30% ～ 40%。

胃镜结合组织病理学检查已成为诊断早期胃癌的金标准，

胃镜检查能否发现可疑病变则是早期胃癌能否及时诊断的关键。

大部分早期胃癌患者不会表现出明显的胃癌症状，一般可以表现为食欲不振、腹部不适，因此医生需要结合胃癌常见症状尽早进行胃镜检查，作为早期诊断的手段。由于早期胃癌缺乏典型的临床症状，需要及时采用胃镜检查，实现尽早诊断和尽早治疗。

什么样的人需要筛查胃镜呢，这里我们需要明确胃癌的高危人群。

> 年龄超过 40 岁，不论男女，且满足以下任何一个条件，均为胃癌高危人群：
> - 来自胃癌高发地区。
> - 患慢性萎缩性胃炎、胃溃疡、胃息肉、残胃、肥厚性胃炎、恶性贫血等胃癌前疾病。
> - 幽门螺杆菌感染者。
> - 胃癌患者一级亲属。
> - 具有胃癌的其他高危因素（高盐、腌制饮食，及吸烟、重度饮酒等）。

温馨提示

大部分早期胃癌患者不会表现出明显的胃癌症状，一般可以表现为食欲不振、腹部不适。因此，医生需要结合患者个体情况，尽早进行胃镜检查以发现早期胃癌。

肠镜火眼金睛"见"早期肠癌

结直肠癌是人类常见的恶性肿瘤之一，其发病率位居全球恶性肿瘤第三位。在中国，结直肠癌发病率近年来每年增加近 5%，每年新诊断患者约 15 万人，死亡率超过 7/100 000。2015 年中国癌症统计数据显示，我国结直肠癌发病率及死亡率在全部恶性肿瘤中均位居第 5 位，城市地区远高于农村，并且结肠癌的发病率上升显著。超过 60% 的患者发现时已属于中晚期。那么，早期如何发现结肠癌呢？

早期结直肠癌可无明显症状，病情发展到一定程度可出现下列症状，如排便习惯改变、粪便的外形变化（如大便变细、血便、黏液便等）、腹部不适或者腹痛等，病情再严重可能出现腹部包块、肠梗阻、贫血等情况。早期结直肠癌 5 年生存率大于90%，而晚期则低于 10%。大部分结直肠癌由腺瘤性息肉发展而来，小于 1 cm 的腺瘤性息肉平均 10 年后会转变为浸润性结直肠癌。腺瘤性息肉和早期恶性肿瘤常常无症状，在无症状人群中进行结肠癌筛查可以预防并早期诊断肿瘤，减少发病率和死亡率。

哪些人需要筛查结直肠癌的患病风险呢？

> 结直肠癌的危险因素包括：结肠癌或息肉的个人史或家族史、炎症性肠病病史，以及家族性息肉综合征，包括家族性腺瘤病和遗传性非息肉结肠癌。

我国现行的结肠癌筛查方法为：**以大便潜血检查进行初筛，通过结肠镜进行确诊。**建议每年重复一次大便潜血试验，阳性者较阴性者患大肠癌的风险高 30% ～ 40%，潜血试验阳性人群应进一步行结肠镜检查。结肠镜检查是筛查早期结肠癌的有效手段。

在筛查起始年龄的选择上，由于结直肠癌的发病率随着年龄的增长而增加，因此发达国家普遍把 50 岁作为结直肠癌筛查的起始年龄。在我国，随着研究的深入和肿瘤登记制度的逐步完善，普遍认为将 50 岁作为中国人群结直肠癌筛查的起始年龄。

温馨提示

结直肠癌早期可以没有明显症状，建议 50 以上的人群，特别是高危人群，进行结直肠癌的筛查。

（魏雅楠　邓利华　高　丹　康丽萍）

第4章

内分泌系统疾病

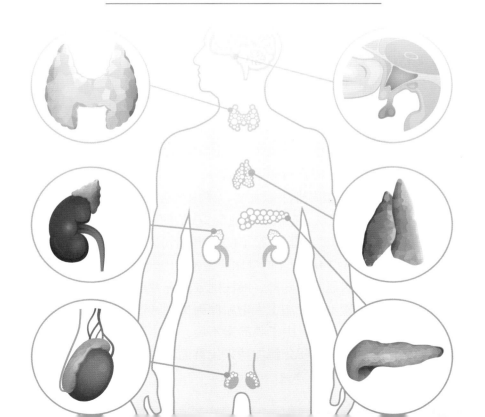

你了解"甜蜜"杀手吗？

李大爷最近很是奇怪，总是觉得肚子饿，吃的喝的都很多，可是不知道为什么却越来越瘦了，去年买的衣服今年都大了。一到医院抽血检查，医生说他得了"糖尿病"。糖尿病究竟是一种什么病？难道是糖吃得太多了么？医生也没有查我的"尿"，为什么说是糖尿病呢？

糖尿病是一种很古老的病。大约公元前400年，我国最早的医书《黄帝内经》就记载过"消渴症"这一病名。汉代名医张仲景《金匮要略》的消渴篇对"多饮、多食、多尿"症状已有记载。唐朝初年，我国著名医家甄立言通过仔细观察发现他患有"消渴症"的父亲小便是甜的，由此第一次提出"糖尿病"这个名称。

到了近现代，随着生物医学的发展，我们才知道糖尿病的主要特征是血中葡萄糖水平升高。引起血糖升高的原因是胰岛素分泌不足和（或）胰岛素作用缺陷。胰岛素是人体内唯一的降血糖激素，可以使血糖进入全身的组织细胞，转化为人体所需要的能量。因胰岛素不足或者作用缺陷，进食后人体无法利用葡萄糖或者把糖储存起来，血中葡萄糖升高；血糖需通过尿排出体外，由于尿里含有较多的糖分，引起渗透性利尿，从而出现多尿；机体如果排尿量太多，体内就会损失大量的水分，导致口渴难耐、多饮。据统计，约有2/3的糖尿病患者会出现多尿、多饮的症状，也就是说还有1/3的患者可以没有此症状或症状不明显。同时约1/2以上的糖尿病患者会出现多食症状，表现为饭量增加，明显多于同龄、同性别或同等劳动强度者，这是因为体内胰岛素不足，加上大量尿糖丢失，导致机体处于饥饿状态，引起食欲亢进。由于胰岛素不足，机体不能充分利用葡萄糖，使脂肪和蛋白质分解加速来代替葡萄糖，补充能量和热量，其结果是导致体内脂肪、蛋白质大量被消耗，使机体体重减轻、消瘦。

可能有些人觉得，这样减肥了，岂不是有益健康吗？事实恰恰相反，长期糖类以及脂肪、蛋白质代谢紊乱可以引起多系统损害，导致眼、肾、神经、心脏、血管等组织器官的慢性进行性病变、功能减退及衰竭，使患者生活质量降低、寿命缩短、病死率增高，所以应积极防治。

温馨提示

糖尿病患者典型症状为"三多一少"（多饮、多尿、多食、体重减轻）。一旦检查发现血糖升高，应到正规医院确诊是否患有糖尿病，并制订个体化的治疗措施，预防糖尿病并发症的发生。

得了糖尿病，一定要和水果告别么？

很多糖尿病患者对水果"敬而远之"，绝对不吃，担心吃了血糖会升高。也有人认为水果中含有丰富的维生素、矿物质和纤维素，对身体有益，应该吃一些。糖尿病患者到底能不能吃水果呢？吃什么水果？什么时候吃最好呢？

糖尿病患者是可以吃水果的，但不是所有的糖尿病患者都能吃水果，只有血糖控制比较好、病情稳定的患者才可以吃。一般说来，空腹血糖在 7.8 mmol/L 左右，餐后 2 小时血糖在 10 mmol/L 左右，不常出现高血糖或低血糖的患者，可以在营养师的指导下选用含糖量低、味道酸甜的水果。对于一些血糖控制不稳定的患者建议暂时不要吃水果，可以将西红柿、黄瓜等蔬菜当水果吃，待血糖趋于稳定后再适当选用水果。

◆ **水果品种的选择**：我们一般推荐樱桃、柚子、桃、李子、苹果、葡萄、草莓等含糖量低且升糖指数① 低的水果。

◆ **进食的量**：建议每天摄入新鲜水果的总量控制在 200 克（大概是自己拳头大小），分 1～2 次进食。

◆ **时间也有讲究**：水果最好选在两餐之间、饥饿时或者体力活动之后，作为能量和营养素补充。通常可选在上午 10 点左右，下午 3～4 点。不提倡餐前或饭后立即吃水果，避免一次性摄入过多的糖类，致使餐后血糖过高，血糖波动较大。主食少吃一点，加餐吃一点水果，这样既可以使餐后血糖不至于过高，又不至于餐前发生低血糖。

---

① 升糖指数：全称为"血糖生成指数"，是指在标准定量下（一般为 50 克）某种食物中糖类引起机体血糖上升所产生的血糖-时间曲线下面积和标准物质（一般为葡萄糖）所产生的血糖-时间曲线下面积之比值再乘以 100。简单说就是，升糖指数反映了某种食物升高血糖的速度和能力。

◆ 还有切记一点！**果汁和水果罐头≠水果**，因水果变为果汁或者制成罐头后糖负荷较高，容易造成血糖升高，不利于血糖的控制；而且维生素及纤维素流失，饱腹感下降，总能量增加。

每个人的身体情况各有不同，每种水果对血糖的作用也不一样。"试着吃"是一个好办法，家中有血糖仪的患者可在吃水果之前，以及吃水果后 2 小时测一下血糖，若血糖明显增加则需减少水果量。这对了解自己能否吃此种水果，吃得是否过量，是很有帮助的。总之，要将水果作为饮食治疗的一部分全面考虑，统筹兼顾，达到既补充营养、又控制糖尿病的目的。

温馨提示

病情稳定的糖尿病患者可适当吃一些低糖的水果，并且最好选择在两顿饭之间吃。

偏方根治糖尿病，你信了么？

李大爷诊断糖尿病后，规律服用降糖药物，血糖一直控制得很好。但前不久，他听说用一种草药泡茶喝可降血糖，治愈糖尿病，就私自停掉了坚持服用的多种降血糖药物，改用草药泡茶饮用。结果 1 周后，他就发生了高渗性昏迷，被家人送到医院抢救。经检查，他的血糖超出正常值的 5 倍。偏方到底能不能相信呢？糖尿病是否能根治呢？

根据世界卫生组织（WHO）和国际糖尿病联盟（IDF）最新公报，到目前为止，糖尿病还是不能被根治的疾病，任何一种有关"糖尿病被消灭了""根治糖尿病"的宣传都没有科学根据，糖尿病患者盲目相信反而会耽误治疗。

由此可见，很多报纸、电视广告等打着专家或者祖传偏方的旗号宣传包根治，其实都是骗人的。无论什么神医、神药都不能完全治愈糖尿病。以前还有偏方治疗糖尿病导致急性铅中毒的报道。除了一些特殊的糖尿病病因相对明确外，其余糖尿病确切的病因及发病机制尚不十分清楚，目前对糖尿病的治疗主要集中在降低血糖、减少并发症上。

偏信不科学宣传，盲目试用所谓的降血糖偏方、草药、保健品，乱停药、乱服药，轻则导致病情反复而住院，重则危及生命。患者得了糖尿病，建议按照专科医生的医嘱，进行综合控制。同时糖尿病患者在选择药品与选择保健品时一定要以科学为原则，不能治病心切，盲目相信偏方。不管是什么样的保健品，无论以任何形式、如何夸大为"降血糖""根治糖尿病"，必然有问题。

当然，糖尿病现在无法治愈，并不代表有了糖尿病也可以不去治疗。建议糖尿病患者坚持系统规范的治疗，在心理调节、饮食控制、适度运动、合理用药、血糖监测等方面强化科学的自我管理，切忌随意停药、乱试偏方。

温馨提示

糖尿病不可根治，更没有任何偏方，建议在医生指导下安全降糖。

血糖低就一定好吗？

李大爷患糖尿病后听说不好好控制血糖，以后眼睛、心、脑、肾都容易受到损伤，所以他不仅规律吃药，每天坚持运动，还严格控制饮食。但是最近这几天他时常出现心慌、手抖、乏力的情况，朋友告诉他可能是低血糖，建议他多吃点。李大爷害怕血糖太高还是不敢多吃东西，每天心慌、手抖很难受。那么糖尿病患者是不是血糖越低越好？

糖尿病的特点就是高血糖，但是在治疗的过程中，并不是降得越低越好。对糖尿病患者来说，血糖值 ≤ 3.9 mmol/L，就是发生了低血糖。

据相关研究发现，低血糖比高血糖更危险。高血糖的危害是长期的、逐渐发生的，而低血糖是快速而直接的，有时甚至是致命的。由于老年人常伴有多种器官功能减退，老年糖尿病患者发生低血糖的风险明显增加，并且对低血糖的耐受性差，更容易发生严重低血糖，例如出现烦躁、性格改变、定向障碍、癫痫发作等表现，甚至可以引发昏迷。

降糖治疗是一把双刃剑，著名糖尿病专家 Cryer 教授指出："一次严重的医源性低血糖或由此诱发的心血管事件可能会抵消一生维持血糖在正常范围所带来的益处"。低血糖是糖尿病的一种急性并发症。低血糖诱发心肌梗死和脑卒中并不罕见。严重的低血糖会引发昏迷，如不及时抢救，延误 6 小时以上会严重损伤患者大脑，导致智力减退、痴呆，有的可成为植物人，甚至造成死亡。因此，老年糖尿病患者，尤其是伴有认知功能障碍、自主神经病变或服用 β 受体阻滞剂或有反复低血糖发作史的患者，在有效降糖的同时，特别要求药物的安全性好、副作用小，尤其是要尽量避免发生严重低血糖，应适当放宽血糖的控制目标。密切监测血糖，治疗不是一味地追求降糖，血糖更不是越低越好。

糖尿病患者发生低血糖往往有如下两个原因：

◆ 药物应用不当。这是引起低血糖最常见的原因，例如降糖药剂量过大、药物选择不适合自身病情、多种药物发生相互作用等。

◆ 饮食与运动不当。患者过分限制糖的摄入、不规则或延迟进食都易导致低血糖的发生；增大运动量或变更运动时间后，未及时补充糖类食物或没有相应减少降糖药物的用量，会因消耗过大而诱发低血糖反应。

因此，糖尿病患者在调整降糖药物时，或者在饮食与运动量改变时一定要密切监测血糖。

糖尿病患者在发生低血糖时应立即休息、查指尖血快速血糖，并且吃一些含糖量高的食物，一般吃 2 ~ 3 块糖块，或者喝一杯糖水，症状会在 15 分钟左右逐步缓解。15 分钟后需要再次测血糖，如果仍低，可以继续增加进食。

一旦发生低血糖事件，再次就诊时一定要告知您的医生，并且按照医生建议调整治疗方案。

温馨提示

糖尿病患者在治疗过程中需要注意预防低血糖。发生低血糖时应该立即进食，同时再次就诊时告知医生调整治疗。

血糖监测知多少

　　李大爷自从前一段时间诊断为糖尿病后，邻居都说他要天天多测几次血糖。李大爷觉得很奇怪，自己并没有什么不舒服，为什么要测血糖呢？而且他想知道一般血糖正常值是多少？如果得了糖尿病，血糖最好控制在什么范围？为什么要测那么多次血糖呢？

　　血液中流动的葡萄糖简称为血糖，葡萄糖是我们进行体力活动和脑力活动不可缺少的能量来源，我们把血液中的葡萄糖浓度叫做血糖值，一般使用的单位为 mmol/L。健康人空腹时血糖稳定在 3.9 ～ 6.1 mmol/L 之间，进餐后血糖不会超过 7.8 mmol/L。

> ◆ 根据 1999 年世界卫生组织糖代谢状态的划分，空腹血糖 ≥ 7.0 mmol/L 或者餐后 2 小时血糖 ≥ 11.1 mmol/L 可以诊断为糖尿病；空腹和餐后 2 小时血糖在正常和糖尿病诊断标准之间的状态，称之为糖调节受损，也称为糖尿病前期。

◆ 2011 年世界卫生组织建议在条件具备的国家和地区采用糖化血红蛋白（HbA1c）诊断糖尿病，诊断切点为 HbA1c ≥ 6.5%（正常参考值为 4% ～ 6%）。

对于糖尿病患者可以选择在早餐前空腹、早餐后 2 小时、午餐前、午餐后 2 小时、晚餐前、晚餐后 2 小时进行血糖监测。不同时间点的血糖具有不同的意义。空腹血糖反映的是胰岛 β 细胞控制夜间基础血糖的能力，还能有效体现降糖药的效果。餐前血糖值可以体现降糖药的疗效，如果餐前血糖值很好，说明这一餐之前的用药是合适的，它也可以指导这一餐的饮食量和餐前的用药。进餐后，食物中的能量被吸收，血糖会升高。所以，了解餐后血糖升高多少，用药量是否合适，是否足以降低餐后血糖是非常重要的。如果餐后 2 小时血糖升高，就需要调整全天用药或者这一餐前的用药。对于使用注射胰岛素的糖尿病患者，尤其是注射中长效胰岛素的患者，特别需要了解睡前血糖，以免夜间血糖过高或者过低。

糖化血红蛋白是评估长期血糖控制状况的金标准，可以反映最近 2 ～ 3 个月血糖控制的平均水平。糖尿病患者应每 3 ～ 6 个月做一次糖化血红蛋白检测。

糖化血红蛋白测定与常规自我血糖监测的有机结合，有助于指导糖尿病患者和医师制订合理的治疗方案，从而使血糖得到较好控制，最终减少糖尿病并发症发生的危险。

温馨提示

建议糖尿病患者监测早餐前空腹血糖、三餐后 2 小时血糖及睡前血糖，并且定期检查糖化血红蛋白，明确自身血糖水平。

为什么降糖药的吃法那么"复杂"?

　　李大爷最近在使用阿卡波糖控制血糖,但餐后血糖依然控制不佳,去医院询问才知道是吃药时间不对影响了降糖效果。原来他是担心空腹吃药伤胃,没有将阿卡波糖与第一口饭嚼服,而是放在了饭后半小时服用,所以达不到理想的降糖效果。李大爷想知道降糖药的种类都有哪些?什么时候吃最好呢?

　　糖尿病的药物治疗多基于胰岛素抵抗和胰岛素分泌受损这两个主要的病理生理变化。目前共有七种口服降糖药物,分别为:

◆ **磺脲类药物:**
　　◇ 属于胰岛素促泌剂,主要是通过刺激胰岛 β细胞分泌胰岛素,增加体内的胰岛素水平而降低血糖。
　　◇ 目前在我国磺脲类药物主要有格列吡嗪、格列齐特、格列喹酮、格列美脲等。

◇ 一般是餐前 30 分钟服用，当食物中的糖分被分解吸收时，降糖药正好发挥作用。

◆ 双胍类药物：

◇ 主要通过减少肝葡萄糖的输出和改善外周胰岛素抵抗而降低血糖。

◇ 目前常见品种为盐酸二甲双胍。

◇ 由于此药对胃肠道有刺激作用，故一般在饭后服用。

◆ 葡萄糖苷酶抑制剂：

◇ 主要是抑制糖类在小肠上部的吸收而降低餐后血糖。

◇ 现有品种是阿卡波糖、伏格列波糖。

◇ 该药需要与第一口饭嚼服效果最好。

◆ 胰岛素增敏剂：

◇ 能增强胰岛素的敏感性，加强胰岛素的降血糖作用。

◇ 现有品种为罗格列酮、吡格列酮。

◇ 由于此类降糖药物作用时间较长，一次服药，降糖作用可以维持 24 小时，因此，每日仅需服药 1 次，建议每天早餐前服用效果更好。

◆ 非磺脲类胰岛素促泌剂：

◇ 主要通过刺激胰岛素的早时相分泌而降低餐后血糖。

◇ 常见品种有瑞格列奈、那格列奈。

◇ 由于起效快，应在饭前即刻口服，降糖作用持续时间短，低血糖反应较磺脲类少。

◆ 二肽基肽酶 –4（DPP–4）抑制剂：

◇ 主要以葡萄糖浓度依赖的方式增强胰岛素分泌，抑制胰高糖素分泌。

◇ 国内品种有西格列汀、沙格列汀、维格列汀、利格列汀和阿格列汀。

◇ 此药不受进餐时间的影响，一般是早餐前服用。

◆ 钠–葡萄糖协同转运蛋白 2（SGLT2）抑制剂：

◇ 通过抑制肾小管中负责从尿液中重吸收葡萄糖的 SGLT2，降低肾糖阈，促进尿葡萄糖排泄，从而达到降低血液循环中葡萄糖水平的作用。

◇ 目前主要品种为达格列净、恩格列净和卡格列净。

◇ 此药不受进餐时间的影响，一般为早餐前服用。

糖尿病患者应该了解自己服用药物的作用，严格按时服药、定期监测，才能控制好血糖，远离并发症。

温馨提示

不同种类的降糖药物服药时间及方式各有不同，一定要按照医生处方中的要求服药。

注射胰岛素会成瘾么?

很多糖尿病患者开始吃一种降糖药血糖就能控制很好，随着病程的延长，可能吃三种降糖药，血糖还是忽高忽低，控制不好。这种情况下医生往往会建议使用胰岛素治疗。但是有的老人担心用了胰岛素会上瘾，以后不用不行了。注射胰岛素真的会成瘾吗？用了还能停吗？胰岛素为什么不能口服呢？

糖尿病治疗中经常要使用胰岛素，很多人担心用胰岛素会不会上瘾？答案是当然不会。因为胰岛素本身就是人体正常分泌的激素，身体内本身就存在。糖尿病患者使用胰岛素是因为自身的胰岛素工作能力不够，所以才需要借助外力的帮忙，胰岛素不是一旦用上就停不掉，而是停了之后血糖可能得不到良好控制。胰岛素治疗是控制高血糖的重要手段，1 型糖尿病患者需依赖胰岛素维持生命，也必须使用胰岛素控制高血糖，并降低糖尿病并发症的发生风险。2 型糖尿病患者虽不需要胰岛素来维持生命，但在生活方式和口服降糖药联合治疗的基础上，血糖仍未达到控制目标时，应尽早开始胰岛素治疗，以控制高血糖，并减少糖尿病并发症的发生危险。

近年不少研究显示，对新诊断的 2 型糖尿病，使用胰岛素强化治疗一段时间后，自身的胰岛功能可得到一定程度的修复，此时再换用口服降糖药，能取得较好的疗效，且治疗方案也比一开始就用口服药物简单。除了 1 型糖尿病以及一些胰岛功能趋于衰竭的晚期 2 型糖尿病患者必须长期使用胰岛素以外，对大多数 2 型糖尿病患者来说，胰岛素治疗可能只是一时之需，例如在怀孕期间、围术期或抢救酮症酸中毒时，一旦患者安全度过应激期，就可以考虑将胰岛素减量甚至停用，改用口服降糖药。

经常有患者抱怨："每天注射实在太麻烦了，为什么没有口服胰岛素呢？"尽管各种胰岛素有各自的特点，但胰岛素最基本的特征都是蛋白质，与我们平常吃的肉、蛋、奶属于同一大类物质。如果口服，就会被胃肠道的消化液消化掉，起不到调节血糖的特殊功能。因此，胰岛素都是从皮下或静脉注射进入体内，这样使用效果更好。

糖尿病治疗就是以降低血糖、预防并发症为目的。胰岛素自身分泌不足，要靠外援来补，一味地抵触胰岛素治疗最终受害的还是自己，注射胰岛素并不可怕，糖尿病并发症才是最可怕的。

温馨提示

　　注射胰岛素不会成瘾。胰岛素是人体正常分泌的激素，糖尿病患者由于胰岛素分泌不足有时需要外源性补充。

血糖"满分"是多少?

李教授 80 多岁了，患糖尿病 20 多年，用了 5 年胰岛素。退休前他一直从事严谨的科研工作，对自己的血糖也是严格要求，虽然糖尿病病史很长，血糖却一直控制良好。最近单位查体，李教授糖化血红蛋白是 7.0%，前所未有的数值！李教授立即来到医院。医生听了却告诉他，糖化血红蛋白 7.0% 对李教授比较合适，不用过度担心。李教授糊涂了，血糖"满分"到底是多少？难道不是应该和正常人一样最好么？

糖尿病患者的适宜血糖控制，是近年来国内外关注的重点。以前提出糖尿病应强化血糖控制，糖化血红蛋白水平应在 6.5% 以下。但是，随着一些大型临床研究结果的出台，人们认识到适宜的血糖控制才是最终改善临床结局的关键。因此，目前提倡个性化控制目标。其中非常重要的，就是关于老年糖尿病患者的血糖控制。

所谓个性化治疗，就是根据患者的预期寿命、治疗风险、获益程度、对治疗的承受能力和医疗条件等进行综合判断，制订适宜的控制目标。

- ◆ 如果老年糖尿病患者健康状况较好，合并较少的慢性疾病，具有完整的认知和功能状态，有较长的预期寿命，空腹血糖宜控制在 5.0 ~ 7.2 mmol/L，睡前血糖宜控制在 5.0 ~ 8.3 mmol/L，糖化血红蛋白 < 7.5%。

- ◆ 如果老年糖尿病患者健康状况复杂，有三种以上慢性疾病，或者日常活动能力受损、认知功能障碍等，这样的患者低血糖风险较高，跌倒风险也较高，空腹血糖宜控制在 5.0 ~ 8.3 mmol/L，睡前血糖宜控制在 5.6 ~ 10 mmol/L，糖化血红蛋白 < 8.0%。

- ◆ 如果患者健康状况较差，需要长期护理，患有一种终末期慢性疾病，存在日常活动能力受损、认知功能障碍，空腹血糖宜控制在 5.0 ~ 10.0 mmol/L，睡前血糖宜控制在 6.1 ~ 11.1 mmol/L，糖化血红蛋白 < 8.5%。

老年糖尿病的治疗复杂，涉及多方面的因素，综合评估老年糖尿病患者的健康状况是确定个体化血糖控制目标和治疗策略的基础。但是需要避免糖化血红蛋白 > 8.5%，因为这样会使患者频繁暴露于高血糖的状态，导致急性并发症，如脱水、高血糖高渗状态、伤口不愈合等情况。在生活中要密切监测血糖变化，随时调整治疗和饮食方案，避免出现血糖相关的急性并发症。

温馨提示

老年糖尿病患者血糖控制标准不同于中青年人，提倡因人而异、个体化目标，但是需要避免糖化血红蛋白 > 8.5%。

连吹风都会痛的痛风

尿酸结晶沉积

肿胀

尿酸结晶

正常   痛风

李大爷平常爱喝啤酒，去年体检时尿酸偏高，但他却没当回事，每天继续喝啤酒。一天李大爷夜里醒来时，突然觉得大脚趾关节的地方又红又肿，连走路都困难了，这时他害怕了，急忙去医院看病，医生告诉他是痛风急性发作，以后不能经常喝啤酒了。李大爷想知道痛风究竟是什么病呢？跟喝啤酒有什么关系？

痛风，顾名思义就是疼痛发作如一阵风一样，往往疼痛发作的进展很快，很多患者在一天之内就达到疼痛程度的高峰，有人形容比刀割样疼痛还要严重。历史上亚历山大大帝、法国国王路易十四、牛顿、达芬奇、莫泊桑等名人，苦于痛风的轶事屡见不鲜。因此，痛风又被称为"富贵病"或者"帝王病"。在我国痛风患者超过 7500 万人，并且以每年 10% 左右的增长率迅速增加。

痛风特指急性特征性关节炎和慢性痛风石疾病，可并发肾病，重者可出现关节破坏、肾功能受损。这是由于体内尿酸水平过高导致的结晶沉积在关节处所引起的，与嘌呤代谢紊乱和（或）尿酸排泄减少所致的高尿酸血症直接相关。高尿酸血症是痛风发作的根本原因。由于近年来生活方式及饮食结构的变化，高尿酸血症已经成为高血压、糖尿病和高血脂后的"第四高"。

> 高尿酸血症是指在日常饮食下，非同日两次空腹血尿酸水平男性＞ 420 µmol/L，女性＞ 360 µmol/L。

正常情况下，体内尿酸产生和排泄保持平衡，凡导致尿酸生成过多和（或）排泄减少的因素均可导致高尿酸血症。血尿酸水平受年龄、性别、遗传、饮食习惯、药物、环境等多种因素影响。高尿酸血症及痛风的患病率随年龄增长而增高，男性高于女性，城市高于农村。高嘌呤饮食、肥胖、运动可使尿酸生成过多，肾功能不全、高血压、糖尿病等使尿酸排泄减少。某些药物也可影响尿酸的代谢，如阿司匹林、噻嗪类利尿剂、袢利尿剂、果糖、左旋多巴等药物都可导致尿酸升高。维生素C、氯沙坦、利血平、非诺贝特等可促进尿酸排泄。酒类含有高嘌呤物质，大量饮酒时将增加体内尿酸的生成，同时会使尿酸的排泄减少，引起高尿酸血症。

但需注意**高尿酸血症≠痛风**。血尿酸水平越高，持续时间越长则产生痛风的可能性越大。然而，大多数高尿酸血症并不会发展为痛风，且少数痛风急性期患者的血尿酸水平也可在正常范围。因此，高尿酸血症不能等同于痛风。

> 高嘌呤饮食、饮酒、关节受损、寒冷等均是痛风发作的诱因，对于已经存在高尿酸血症的患者来说，需要注意避免这些诱因。

痛风的预防、诊断和治疗并不困难，因此预后相对良好。如果及早诊断并进行规范治疗，大多数痛风患者可正常工作和生活。

温馨提示

　　高尿酸血症是痛风发作的根本原因，痛风患者需要控制血尿酸水平。

痛风虐我千百遍

李大爷第一次痛风发作后吃了一段时间降尿酸的药，尿酸一达标就自行停药了，也戒了酒，但因为有应酬，经常吃一些海鲜、肉类的食物。一年后李大爷再次出现痛风，治疗后关节不痛了就没有吃药，同时饮食上开始特别注意，再也不碰海鲜肉汤。谁知道半年后痛风又犯了。李大爷想知道自己都那么忌口了，痛风怎么还会反复发作呢？

痛风可分为四期：无症状高尿酸血症期、痛风性关节炎急性发作期、间歇期、慢性痛风石病变期。其中，间歇期仅表现为血尿酸水平升高，多无明显症状。间歇期时间因人而异，在间歇期如果能控制尿酸水平，可以减少和预防痛风性关节炎的急性发作。

痛风的治疗主要是降尿酸，降尿酸强调要慢、要达到目标值才不易发作。有过一次痛风发作后，第二次、第三次很可能就会接踵而来，久而久之就会形成慢性痛风，受累关节增多，关节处会形成痛风石，关节红肿热痛甚至变形，平时也会有慢性疼痛，稍不注意就会急性发作，让患者非常痛苦。

降尿酸治疗时要防止尿酸波动较大诱发痛风急性发作。有些患者为了尽快降低血尿酸，一上来就同时服用两种药物，这可能会带来血尿酸降低过快的问题，尿酸水平波动大也可能会诱发痛风急性发作。

降血尿酸不能满足于降到正常值，控制痛风，要求血尿酸降到并长期保持在目标值以下，才可以防止痛风的反复发作，并促使痛风石缩小。

血尿酸的目标值 是指：

◆ 早期痛风（发作过一两次者）需要将血尿酸水平维持在 360 μmol/L 以下。

◆ 已经反复发作多次，或已经有痛风石的慢性痛风，要求血尿酸降到 300 μmol/L 以下，但不低于 180 μmol/L。

很多患者痛风治疗不规范，血尿酸一达标，甚至一不痛了就自行停药。血尿酸不达标或没有维持达标，单单靠忌口是无法预防复发的。实际上，即使血尿酸值达标了，也不能立即停药，只能减药。因为高尿酸血症是人体的"代谢不平衡"，停药后血尿酸肯定又会升上去。如果血尿酸总是反复在"一时升一时降"的状态，也很容易诱发痛风的发作。因此强调尿酸达到目标值以后也不能停药，而是逐渐把药物剂量减少到能够维持血尿酸在目标值以下的最小剂量，并长期维持。

痛风患者对待痛风，要像对待糖尿病、高血压一样，有长期作战、自我管理的意识。其实和糖尿病相比，痛风的药物更加安全可控，只需吃药不需打针，患者完全可以避免"痛风虐我千百遍"。

温馨提示

　　痛风患者需要让血尿酸水平长期达标、减少波动以避免痛风复发。

没有痛风就不用控制尿酸吗？

李大爷的同事张大爷在体检时发现血尿酸 490 μmol/L，李大爷告诉他快点吃药，戒酒戒肉，小心痛风发作。张大爷觉得自己没啥不舒服，只控制饮食是不是就行了？到底该不该吃药呢？

众所周知高尿酸与痛风密切相关，血尿酸越高，发生痛风的风险越高。不仅如此，高尿酸血症常常与高血压、慢性肾病、糖尿病、肥胖、高脂血症、各种心脑血管并发症合并存在。然而，并非所有高尿酸血症患者都发展为痛风，有的患者可能一直处于无症状阶段，称为无症状性高尿酸血症。但研究表明，高尿酸血症患者若未治疗，5 年后 12% 可出现痛风石，而 20 年后出现痛风石的比例为 55%。

非药物治疗对于高尿酸血症非常重要，包括均衡饮食、多饮水、多吃水果、规律运动。运动中应当避免剧烈运动或突然受凉诱发痛风发作，建议每周至少进行 150 分钟（每天 30 分钟，每周 5 天）中等强度［运动时心率在（220 －年龄）×（50% ～ 70%）范围内］的有氧运动。

高尿酸血症经非药物治疗干预效果不佳时采用药物治疗。治疗时应避免因短期内血尿酸水平波动过大诱发痛风急性发作。

◆ 对于无痛风发作的患者，如果出现以下任何一项：尿酸性肾石症或肾功能损害、高血压、糖耐量异常或糖尿病、血脂紊乱、肥胖、冠心病、脑卒中、心功能不全，当血尿酸＞ 480 μmol/L 时，需要进行药物治疗，治疗目标为血尿酸＜ 360 μmol/L。

◆ 若出现痛风石、慢性痛风性关节炎，或痛风性关节炎频繁发作，则治疗目标为血尿酸＜ 300 μmol/L，不建议血尿酸降至 180 μmol/L 以下。

◆ 若高尿酸血症患者无任何症状，当血尿酸＞ 540 μmol/L 时，需进行药物治疗，治疗目标为血尿酸＜ 420 μmol/L，不建议血尿酸降至 180 μmol/L 以下。

随着人们生活水平的提高和寿命的延长，高尿酸血症和痛风越来越成为威胁人们健康的主要疾病。患有高尿酸血症或者痛风者一定要进行系统、规范、个体化的诊治，最大限度减少该病的多种危害。

温馨提示

无痛风的高尿酸血症患者，如果合并其他内科疾病也应该积极降低尿酸至正常水平。

 ## 甲状腺结节是癌症么？

随着科技发展和超声水平的进步，甲状腺超声逐渐作为一个常规体检项目进入老百姓的视线。"甲状腺结节"这个诊断也如雨后春笋般出现了。但这结节到底是什么？是癌症么？需要吃药么？需要手术么？

其实，甲状腺结节非常常见。触诊获得的甲状腺结节患病率为 3% ～ 7%，高分辨率 B 超检查获得的甲状腺结节患病率为 20% ～ 76%。多个临床流行病学研究表明，目前甲状腺结节的患病率大约 50%，也就是说差不多一半人都有！同时，甲状腺结节的患病率随着年龄增加而增加，在老年人中有更多的人患甲状腺结节。这是在老年人中普遍存在的一种疾病。

我们需要注意甲状腺结节中大约有 10% 的结节是恶性的，但是不要怕，这些恶性结节中 90% 的甲状腺癌是乳头状癌，而乳头状癌是一种预后极好的癌。医生圈流行一句话："如果这辈子非要得一种癌，那么我就选择甲状腺乳头状癌。"对于甲状腺结节患者来说，只有不足 1% 的甲状腺癌预后不太好，而 90% 以上的患者几乎对生活无明显影响。

尽管甲状腺结节的整体预后非常好，我们也应该积极对其进行评估，鉴定结节是良性的还是恶性的。超声是鉴别甲状腺结节良恶性的首选检查方法。一旦发现甲状腺结节，需要找专科医生就诊，定期复查。

温馨提示

甲状腺结节中 90% 为良性。区别良恶性的主要检查为甲状腺超声。

扒一扒甲状腺的那"碘"事儿

北京的王奶奶认为，人需要积极补碘，要不然会得"大脖子病"，所以除了平时使用国家卖的含碘盐，而且隔三差五还要弄点海产品吃。前些日子，她去超市买盐，却发现很多人特意在寻找"无碘盐"，说碘补多了会得甲状腺结节，还是吃无碘盐好。老人家糊涂了，这碘到底是补还是不补呢？

今天我们就好好扒一扒甲状腺的那"碘"事儿。

碘是人体必需的微量元素之一，同时也是甲状腺激素合成的必要原料。健康成人体内的碘总量为 20～50 mg，其中 70%～80% 存在于人体的甲状腺。而我们所需要的碘，主要来自食物。

碘不论在胚胎时期还是成人时期对人体都起着不可忽视的作用。它具有促进营养物质代谢和生长发育、维持中枢神经系统正常结构的作用。缺碘对于人群的危害很大，而甲状腺肿只是其中的一种表现。当然，高碘、低碘都可引起甲状腺肿。因此，适量的碘摄入才是机体正常运转的需要。

我国将食盐加碘纳入国家法规，从 1994 年开始食盐加碘。最新的添加标准是国家卫健委（原卫生部）发布的 2012 年 3 月正式实施的《食用盐碘含量》（GB26878-2011），该标准为 20～30 mg/kg。新标准规定各地可结合本省人群碘营养水平供应一种、两种或三种碘含量的碘盐（表 4.1）。

表 4.1 各省选择的盐碘浓度	
盐碘浓度（mg/kg）	省份
25	陕西、海南、湖北、广西、安徽、江西、云南、山西、江苏、福建、内蒙古、山东、浙江、吉林
30	四川、甘肃、贵州、青海、湖南、重庆、河南、宁夏、西藏、天津、上海、新疆、新疆兵团
25/30	黑龙江、辽宁、河北、北京、广东

通过 20 年的补碘，2017 年完成的全国 31 省自治区碘营养甲状腺疾病流行病学调查（TIDE 项目，2014.12—2017.6）显示，我国属于碘充足地区。目前碘充足并不是说就不需要补碘了，补碘应该一直"在路上"。

但是，不同的人群补碘还是有所区别的。

◆ **普通人群补碘**：我国绝大部分地区按照当地的食盐补碘量，一般人群食用当地的加碘盐，都能达到正常的碘摄入水平。

◆ **特需人群补碘**：孕妇、哺乳期妇女、婴幼儿以及青少年，都属于需要加强碘营养的特殊人群。可以增加其他来源的碘营养食品，如增加海产品、紫菜、海带等富碘食物的食用量，满足特殊时期的碘营养需求。

◆ **甲状腺疾病患者补碘**：甲状腺功能亢进患者应该限制碘的摄入，尽可能使用无碘盐，同时忌用富碘食物和药物。碘过量所致甲状腺功能减低者及甲状腺功能正常的自身免疫性甲状腺炎患者，应该根据医生的建议使用合适的碘盐。

　　碘摄入量过多或不足都能使甲状腺结节的患病率升高，所以甲状腺结节患者需要适碘饮食，也就是使用常规含碘盐，适当进食海产品即可。研究没有发现补碘与甲状腺癌发病率升高之间的相关性，甲状腺癌患者可以正常碘饮食。

　　因此，作为绝大多数普通人群（可能存在甲状腺结节），每日食用含碘盐，适当进食海产品是最恰当的选择。万万不可谈"碘"色变。

温馨提示

◆ 普通人群，及甲状腺功能减低、甲状腺结节、甲状腺癌患者：适碘饮食。
◆ 孕妇儿童：高碘饮食。
◆ 甲状腺功能亢进患者：限碘饮食。

甲状腺功能亢进就是"爱瞪眼睛"么？

正常　　　甲状腺功能亢进

突眼

甲状腺肿

　　张阿姨最近总是觉得胸闷、心慌，说不出的滋味，吃的不少体重却莫名其妙掉了十来斤。晚上睡觉也睡不着，不是做梦就是早醒。每天都觉得心烦，连最喜爱的小孙子都不愿意抱了。到医院一检查，医生说她患了"甲状腺功能亢进"（简称"甲亢"）。张阿姨奇怪了，不是说甲亢都是瞪着眼睛么，我是甲亢么？

　　甲状腺是一个蝴蝶形的小器官，位于气管前方，外形像一只蝴蝶。因为像遁甲一样守护气管，故名甲状腺。甲状腺体积很小，只有 20～30 克，但却是人体最大的内分泌腺。"小身材"却有大作用：甲状腺是新陈代谢的"主控制器"，就像乐队指挥一样，协调身体细胞的新陈代谢速度。甲状腺分泌的甲状腺激素进入血液后，到达全身各个器官，对其产生影响。换句话说，它通过分泌甲状腺激素调节人体细胞的工作速率。甲亢是一种常见的内分泌疾病。顾名思义，就是甲状腺过度地分泌甲状腺激素，导致了甲状腺功能亢进，引起一系列身体高代谢的表现。甲亢多见于女性，男女之间比例为 1：（4～6），以 20～40 岁最多见，也就是育龄期妇女最容易得甲亢。

　　典型的甲亢主要表现有以下几点。

- ◆ **眼球突出**：突眼确实是甲亢常见的一个表现，但也有部分患者没有该症状。
- ◆ **甲状腺肿大**：多数患者甲状腺呈双侧弥漫性肿大，腺体质地柔软或中等硬，随吞咽动作上下移动。少数患者可伴有结节。
- ◆ **高代谢症候群**：表现为怕热、皮肤红润、多汗、低热、温暖、湿润、消瘦、肌肉无力，容易疲乏。
- ◆ **神经系统兴奋性增高的症状**：表现为神经过敏、易激动、性情急躁、失眠、多梦、思想不集中。双手平伸时有轻微抖动，伸舌可见舌细微震颤。
- ◆ **消化系统症状**：食欲亢进，饭量明显大于常人。

有些患者还会出现腹泻，大便次数增多，每天2～4次。

需要注意的是，老年人患甲亢时经常无典型临床表现，甚至出现与上述代谢相反的症状：食欲不振、恶心、畏寒、皮肤干燥、神情淡漠抑郁；精神思维活动迟钝，懒动少语；心悸且常伴有心脏扩大、充血性心力衰竭、心房颤动；眼球凹陷，双目呆滞无神；体重明显减少。我们称之为"淡漠型甲亢"。

甲亢诊断需要进行甲状腺功能检查。如果一个患者的三碘甲状腺原氨酸（T3）、甲状腺素（T4）、游离三碘甲状腺原氨酸（FT3）、游离甲状腺素（FT4）升高，同时伴促甲状腺激素（TSH）下降，即为甲状腺功能亢进。甲亢多数病因为 Graves 病，这是一种自身免疫病，常伴随促甲状腺素受体抗体（TRAb）阳性，同时甲状腺球蛋白抗体和甲状腺过氧化物酶抗体也可能升高。

甲状腺超声和甲状腺同位素检查可以提示甲状腺的结构和功能，有助于帮助我们进行病因诊断。

甲亢治疗分为药物治疗、手术治疗和 [131]I 核素治疗。我国70% 以上患者采用药物治疗。药物治疗复发率较高，一定要按照医生规定疗程进行治疗以减少复发。

需要注意的是甲亢患者特别需要强调低碘饮食，尽量使用无碘盐，避免带鱼、紫菜等高碘海产品的摄入。

温馨提示

甲亢主要表现为突眼、甲状腺增大、多食消瘦、失眠、易怒等，但在老年人中可能出现"淡漠型甲亢"。甲亢需要低碘饮食，治疗以药物治疗为主，需要定期监测甲状腺功能。

体重增加注意检查甲状腺功能

　　王阿姨最近半年总是感觉身体有些累，爱睡觉，记忆力似乎也变差了。时不时觉得关节和肌肉疼痛，早上起床双手发胀，活动一下才能灵活。关键是半年时间，王阿姨居然胖了十几斤！明明没有吃很多东西，胃口也不怎么好，怎么体重还增加了？医生检查后告诉王阿姨她得了"甲状腺功能减退症"。

　　甲状腺功能减退症（简称甲减）是由于甲状腺激素合成和分泌减少或组织作用减弱导致的全身代谢减低综合征。我国甲减的患病率约为 20%。女性患病率高于男性，随年龄增长患病率升高。甲减病因复杂，以原发于甲状腺本身的甲状腺功能减退最多见，此类甲减占全部甲减的约 99%，其中自身免疫、甲状腺手术和甲亢 ^{131}I 治疗三大原因占 90% 以上。

　　本病发病隐匿，病程较长，不少患者缺乏特异症状和体征。症状主要表现以代谢率减低和交感神经兴奋性下降为主，病情轻的早期患者可以没有特异症状。

　　典型患者可有表情呆滞、反应迟钝、声音嘶哑、听力障碍、面色苍白、颜面和（或）眼睑水肿、唇厚舌大、常有齿痕、皮肤干燥、粗糙、脱皮屑、皮肤温度低、水肿、手脚掌皮肤可呈姜黄色，毛发稀疏干燥，跟腱反射时间延长，脉率缓慢。少数病例胫前出现界限明显的坚实水肿性斑块或结节。本病累及心脏时会出现心包积液和心力衰竭。

　　诊断甲减需要抽血进行甲状腺功能检测，血清 TSH 升高和游离 T4、总 T4 减低提示原发性甲减，例如表 4.2 就是一个甲减患者的化验单。

　　由于甲减患者中多数属于自身免疫性甲状腺炎，甲状腺抗体的检测有助于帮助医生判断甲减的病因。存在甲状腺肿大的甲减患者如果甲状腺过氧化物酶抗体（TPO-Ab）、甲状腺球蛋白抗体

表 4.2 甲状腺功能检验报告				
检验项目		结果	单位	参考区间
FT4	游离甲状腺素	6.23 ↓	pmol/L	11.45 ～ 23.21
FT3	游离三碘甲状腺原氨酸	1.22 ↓	pmol/L	3.5 ～ 6.5
T3	三碘甲状腺原氨酸	26.7 ↓	ng/dl	60 ～ 180
T4	甲状腺素	0.89 ↓	μg/dl	3.2 ～ 12.6
TSH	促甲状腺激素	36.82 ↑	μIU/ml	0.55 ～ 4.78

（Tg-Ab）阳性，通常提示患者患有桥本甲状腺炎。

甲减的治疗目标是甲减的症状和体征消失，TSH、总 T4、游离 T4 值维持在正常范围。左甲状腺素是本病的主要替代治疗药物，通常需要终身替代。

温馨提示

> 甲减主要表现是畏寒、乏力、手足肿胀感、嗜睡、记忆力减退、少汗、关节疼痛、体重增加、便秘等。最常见的病因是桥本甲状腺炎，治疗需要使用甲状腺素治疗。

年龄大了，还是富态点好！

刘奶奶两年前身体还很硬朗，可随着年龄增加，体重也在逐渐增加，慢慢变得富态了。她 1.6 米的个子，体重从年轻时的 50 千克逐渐增加到了 60 千克左右。老人家这下可紧张了，她寻思：都说"有钱难买老来瘦"，可自己不瘦反发胖，看来不是好苗头。于是，刘奶奶主动调整饮食起居习惯，一日三餐不吃肉，几乎天天青菜豆腐，连平日最爱吃的鱼类和海鲜也都不碰，口味清淡得令老伴都替她担忧。刘奶奶坚持"清淡度日"，半年多后体重回到 50 千克。可她却高兴不起来，因为她明显感到体力不支，抵抗力明显下降。往年也就患一两次感冒，可今年她已接连患了四五次感冒，而且比以往容易疲劳。

老年人常把"有钱难买老来瘦"挂嘴边，但研究表明，这种观点并不完全正确。相反，老年人胖点要比瘦点好，甚至稍胖的老年人寿命更长。根据美国老年学家的调查显示，在美国加利福尼亚州 70 岁的老人中，超过标准体重 10% ～ 20% 者死亡率最低。如果体重低于标准体重 20% 或超过标准体重 20%，其死亡率基本相同，只有肥胖超过标准体重 35% ～ 40% 时，才容易导致疾病发生。

那什么是理想体重呢？判断理想体重的方法很多，一般用体重指数（BMI）来诊断和评估肥胖的严重程度。

体重指数（BMI）＝体重 / 身高 ^{2}（kg/m^2）

在身高一定的情况下，体重越大，BMI 越大。在我国 BMI ＜ 18.5 kg/m^2 者为体重过低，18.5 ～ 23.9 kg/m^2 为正常范围，24 ～ 27.9 kg/m^2 为超重，≥ 28 kg/m^2 为肥胖。但我们经常用一种更简单的方法，就是看身高的厘米数－ 105 为理想体重的千克数，如身高 165 厘米的人，则理想体重为 60 千克，实际体重在理想体重的上下 10% 以内为正常。老年人由于骨质的沉积，可能体重略高一些，以不超过 20% 为限。老年人由于其特殊的生理条件，一般认为仅当 BMI 在 30 kg/m^2 以上并伴有体重相关的合并症时才必须减重，并且还需要特别注意预防骨密度降低所带来的骨折风险。

随着时代的进步，超重和肥胖者的比例已越来越多，而肥胖可能带来的种种麻烦诸如高血压、糖尿病、心脏病等，几乎已是人人皆知。于是许多老年人就千方百计地节食、吃素，认为吃得越少越好。结果呢，营养摄入不均衡，能量及各种营养素如蛋白质、维生素、微量元素等长期摄入不足，瘦是瘦了，而一些与营养不良相关的疾病也接踵而来，甚至有了一些疾病却没有察觉。所以，过于消瘦对于老人来说未必是好事，极有可能是某种疾病的信号。

自身生命自然形成的形体胖瘦程度，往往最适合老年人本身，才能带领老年人走向长寿。只要不是过胖、过瘦或突然变胖、突然消瘦，再定期做好体检，就不必苛求某种体型。

温馨提示

老年人实际体重在理想体重的上下 10% 以内为正常，只有体重指数（BMI）超过 30 kg/m^2 以上，并伴有体重相关的合并症时才必须减重。

（褚　琳　赵晨昭　赵黄侃　徐　惠　周　全）

第5章

神经、肌肉系统疾病

令人闻风丧胆的"脑中风"

脑梗死

大脑动脉

脑梗死区域

脂质沉积

血栓

王大爷经常和隔壁的刘大爷在小公园里下象棋，但是最近好几天一直没碰见他。今早王大爷出门锻炼时，碰到刘大爷家的儿子神色匆匆地出家门，一问才知道，刘大爷"脑中风"了！前两天在家里突然说不出话、半身不遂，现在已经在医院住院了。王爷爷别提多难受了，这怎么好好的就"脑中风"了呢？平时老刘身体不错，只听他念叨说有糖尿病，会不会哪天自己也突然"脑中风"呢？

首先我们需要先了解一下什么是"脑中风"。"脑中风"属于中医学的称谓，相当于西医的"脑卒中"。它是一种突然起病的脑血液循环障碍性疾病，既可以是脑出血，也可以是脑梗死，但通常俗话讲的"脑中风"更多地相当于脑梗死。脑梗死又称缺血性脑卒中，是指各种原因引起的脑部血液供应障碍，导致局部脑组织缺血、缺氧性坏死，继而出现相应神经功能缺损的一类临床综合征。

那么，什么样的人更容易得脑梗死呢？

高龄、持续高血压、心脏病、糖尿病、动脉粥样硬化、高脂血症、吸烟、肥胖、缺乏体育锻炼等因素都可以成为脑梗死的"帮凶"。

拿糖尿病来举例，据统计，有 10% ~ 30% 脑梗死患者合并有糖尿病，糖尿病患者发生脑卒中的风险较正常人增加 2 倍，并且脑梗死的病情轻重和预后与糖尿病患者的血糖水平以及病情控制程度有明显关系。

温馨提示

脑梗死的致残率和病死率都很高，老年人应谨防脑梗死的发生。积极控制吸烟、高血压、糖尿病等危险因素，可以有效减少脑梗死的发生。

"腔隙性脑梗死"是怎么一回事？

听了有关"脑中风"的解释之后，王大爷明白了，"原来俗话说的脑中风主要是指脑梗死呀"，王大爷突然想起来，"那我去年的体检报告上写着我有腔隙性脑梗死，那我也是脑中风了？腔隙性脑梗死又是怎么一回事？"

腔隙性脑梗死就是直径为 10 ~ 15 毫米的体积较小的脑梗死，占全部脑梗死的 20% ~ 30%，多见于中老年患者，男性多于女性。

许多腔隙性脑梗死患者并不会出现症状，只会在行头颅的影像学检查时发现。部分老年人可能出现偏瘫或偏身感觉障碍，但通常症状较轻，一般没有头痛和意识障碍等严重表现。通常预后较为良好，死亡率和致残率较低。

温馨提示

发现腔隙性脑梗死后不用紧张，建议到神经科专科就诊，评估脑血管病危险因素，并制订治疗方案。

 "脑卒中"的先兆有哪些?

那么"脑卒中"有哪些先兆呀? 王爷爷出现什么情况就需要马上到医院就诊呢?

如果出现以下症状超过 10 分钟，建议立即就诊:

- ◆ 一侧或双侧肢体，或上肢、下肢、面部肌肉出现无力，甚至瘫痪或者感觉异常。
- ◆ 突然发生头晕，不能掌握身体平衡，或者意外摔倒、走路不稳、走路笨拙。
- ◆ 单眼或双眼突然发生视物模糊、视力下降或视物变形。
- ◆ 突然发生的剧烈头痛，伴或不伴有抽搐，或既往头痛的发作形式改变。
- ◆ 突然发生的言语不利，不能说话、口齿不清或理解困难。

温馨提示

一旦发生上述症状，需要立即到附近医院急诊就诊，完善相关检查，谨防疾病恶化

如何预防脑梗死?

王大爷到医院看望刘大爷，看到刘大爷说不出来话、生活也需要人照顾，王大爷伤心的同时也很想知道，自己生活中有没有什么方法可以预防脑梗死的发生呢?

要想预防脑梗死，主要是控制脑梗死的危险因素：

- 高血压患者要注意监测血压，通过低盐饮食、服用降压药等方法控制血压在 140/90 mmHg 以下。
- 糖尿病会导致代谢异常，容易引起血管病变，须通过饮食（管住嘴）、运动（迈开腿）、服用降糖药等方式，将血糖控制在正常范围。
- 随着生活水平的提高，高脂血症变得很普遍，建议低脂饮食，加强运动，并合理使用降脂药物控制血脂水平。
- 吸烟和被动吸烟也是脑梗死的明确危害因素，因此对于吸烟者要积极戒烟，不吸烟者也要避免吸入二手烟。
- 每天吃较多的水果和蔬菜可以降低脑梗死的发生率，建议每天的饮食种类需多样化，合理摄入各种营养素。
- 进行合理的运动，成年人每周至少进行 1 次适度的体育锻炼活动，每次活动的时间不少于 30 分钟。

温馨提示

> 脑梗死是老年人的常见疾病，随着年龄的增长，发病率也在逐渐增加。为避免脑梗死的发生，老年人需注重健康的生活方式，积极控制血压、血糖、血脂等危险因素，一旦出现口歪眼斜、肢体活动不利等脑梗死表现，需尽快就医。

老年人为啥睡觉少？

俗话说"老睡黄昏少睡朝"，仔细想想，早上大部分年轻人确实喜欢睡懒觉，而老年人则会早睡早起，这是为什么呢？老年人在睡眠方面又应该注意些什么？

美国的科学家开展了一项有关老年人睡眠的研究，这项研究指出：平均而言，一名七旬男子跟一名 20 来岁的小伙子相比，每晚的睡眠时间大约要少 1 小时。人们年龄的增长以及受老年痴呆症等疾病影响，导致大脑神经细胞受损，这可能是上了年纪的人经常面临睡眠紊乱困扰的一个重要原因。

还有一种观点认为，随着年龄的增长，特别是 50 岁以后，由于松果体功能逐渐衰退使得褪黑素的分泌明显下降，导致人体睡眠变得不规律。褪黑素是大脑松果体分泌的一种激素，它在调节人体昼夜、季节以及"睡眠-觉醒"节律方面发挥着重要作用，帮助我们区别白天和黑夜。而人老后，褪黑素分泌减少，特别是 50 ～ 55 岁以后褪黑素明显下降，身体和大脑也就逐渐模糊了白天和黑夜的区别，睡眠因此变得不规律。临床观察发现，这也是绝大多数没有器质性病变的老年人失眠的主要原因。

但是睡眠时间少就是失眠吗？通常情况下成年人需要 7 ～ 8 小时睡眠，而老年人只需 6 ～ 7 小时；而且，对睡眠时间的需求量个体差异也很大，有的人把一昼夜的一半时间用于睡觉，也有的人每昼夜只需 3 ～ 4 小时就足够了。因此，衡量正常睡眠时间要以本人平时的睡眠习惯为标准。一个平常每晚睡 9 小时的人，如果只睡 6 小时就会产生失眠感；反之，一个平常习惯于每晚只睡 5 小时的人，只要他本人感到自己睡够了，疲劳恢复了，那就是正常的睡眠，绝不能因为少于大多数人的平均睡眠时间而称之为失眠。

> **温馨提示**
>
> 睡眠对老年人健康的重要性不言而喻，但是究竟睡多长时间才算是正常，需要因人而异。

🍅 老年人做梦会影响睡眠吗？

梦既与生活经历密切相关，也常掺杂一些超出现实的空想内容。梦的形成是随意的，有些人一觉醒来，对梦中情景历历在目；而有些人则对梦中情景统统遗忘。梦是睡眠时所产生的一种生理现象。

睡眠可分为两种状态；一种是慢波睡眠，一种是快波睡眠。一般认为梦就是在快波睡眠状态中产生的，如果此时被叫醒则会说他正在做梦，而且内容生动清晰，记忆清晰；如果是在慢波睡眠状态下被叫醒，则很少有人说在做梦。因此，做梦是睡眠时脑的正常活动，在正常健康状况下，梦并非有害，也不会影响大脑休息。

当然，做梦也并非多多益善。如果梦境不断，甚至整夜噩梦，则会影响睡眠的时间和质量，长此以往导致大脑及机体处于疲劳状态，注意力难以集中，记忆力下降；老年人则晨起头昏，精神萎靡；同时，免疫功能下降，内分泌失调。许多患有慢性忧郁症的患者就长期被混乱的梦或缺乏梦的异常睡眠所困扰。

温馨提示

做梦是一种正常现象，每个人都会做梦，一般不需要治疗。但如果夜夜惊梦不得安眠，日间有明显嗜睡，影响正常的工作和生活，则应到医院就诊，寻找原因并进行治疗。

老年人如何才能获得更好的睡眠呢？

老年人需要合适的睡眠环境，包括灯光、床上用品、室内温度及色彩等，可为健康睡眠提供帮助。

◆ **卧室**的**照明**要注意光线不要过强，尽量使室内光线变得柔和。这样会缓解紧张情绪，对睡眠起到一定的帮助作用。所以要消除"光污染"。

- **床上用品**（包括被子、枕头等）同样是影响睡眠质量的关键。

  ◇ 被子厚度应适中，应尽量大一些，被窝温度在 32 ～ 34℃时最容易使人入睡。

  ◇ 如果仰卧，枕头高度应略高于床铺一拳；如习惯侧卧，枕头高度高于床铺一拳半左右最好。

  ◇ 最好选择纯棉质地的床单和被罩。

  ◇ 靠垫和毛绒玩具不宜放在床上，因放在床上不仅会影响睡眠，还会造成人体的过敏等。

- **室温 20℃是最佳的睡眠温度**。人的体温会根据生物钟自动调整，到了晚上人体体温会降低，因此最佳睡眠温度应该比白天的温度低 2 ～ 3℃。但对于更年期女性来说，温度可以再稍微低一点，因为更年期女性经常发生出汗现象。

- **温和的色彩有助于睡眠**。

  ◇ 米色是所有颜色中最温和的，最适合在卧室用。

  ◇ 蓝色能消除紧张情绪，成人和儿童卧室都可用。

- 平心静气地散步 10 ～ 20 分钟，使血液循环到体表，散完步躺下后不看书报，不考虑问题，减少大脑活动，可以较快入眠。

- 头部穴位较多，早晚用手指梳头可促进头部血液循环，消除大脑疲劳，提高大脑的思维和记忆能力，也对促进睡眠有一定的帮助。

温馨提示

如果出现入睡困难（卧床 30 分钟没有入睡）、易醒、早醒和醒后再入睡困难，或者由于夜间睡眠时间减少和睡眠质量下降，导致白天嗜睡，伴有不同程度的焦虑、紧张、不安和压抑感，甚至是心跳加快等不适症状，需要到专业的科室就诊，评估睡眠质量，切忌随意乱服"睡觉药"。

肌少症——老来瘦真的好吗？

在机体老化的过程中，年龄增大往往伴随进食量和活动量的减少。一些老人体重逐渐减轻，身材逐渐变瘦，自以为是"千金难买老来瘦"。但身体的一些信号却不像是"老来瘦"所预期的健康表现。他们越来越容易疲劳，时常走不动路，拿不起东西，最麻烦的是越来越爱生病，还扛不住病。这样的人要留心，是否已经得了"肌肉减少症"（简称"肌少症"）。

肌少症，即骨骼肌减少症，是一种逐渐被老年科医生认识的老年综合征。骨骼肌质量减少、肌力减退，是肌少症的主要临床表现。目前，医学上将肌少症定义为"与增龄相关的进行性、全身性骨骼肌质量减少和（或）肌强度下降或肌肉生理功能减退"。比起其他疾病，肌少症是近 10 年来才逐渐受到医生的重视。通过近年的研究，医生们发现肌少症导致的骨骼肌减少，带来的不仅是形体的瘦削及憔悴感，还与活动障碍、跌倒、低骨密度及代谢紊乱都有密切的关系，是老年人生理功能逐渐减退的重要原因和表现。它会增加老年人的住院率和医疗花费，严重影响老年人的生活质量，甚至影响其他疾病的治疗与预后，与老年人的死亡率相关。因此，肌少症所致的"老来瘦"换不来健康，老年朋友应该及早识别肌少症，并及时就诊进行适当的干预。这对于提高晚年生活质量，改善老年人健康状况，延缓寿命非常重要。

那么，医生是如何判断老年人有没有患肌少症呢？对于肌肉的检查主要包括三部分：肌肉质量、肌力、肌肉功能。

- ◆ 肌肉质量的测定首选双光能 X 线法，也可以选择 MRI、CT 或生物电阻抗法测量。
- ◆ 肌力的测定使用手握力器测量。
- ◆ 肌肉功能需要进行步速和（或）简易体能状况量表测定。

一般医生会先对您进行步速测试，如果步速 ≤ 0.8 米 / 秒，则进一步测评肌肉质量；如果步速 > 0.8 米 / 秒，则进一步测评手部握力。这些测量需要由专业医学技术人员开展，所以当老年人出现不明原因的消瘦或乏力时，应及时就医。医生完成上述检查后，会根据诊断标准作出您是否患有肌少症的诊断。

温馨提示

肌少症会使老年人群更容易出现衰弱及失能，早认识、早发现、早干预是减少其危害的重要方法。所以，人老了不仅要存钱保证生活，还要记得"储存"自己的肌肉。当您或者身边的老年人出现"老来瘦"的情况，千万不要一味地认为这是好事儿！应该及时看医生，排除肌少症的可能性，从而做到早期识别、早期干预！

老年人肌少症的营养与运动干预

肌少症的防治除了原发病的积极治疗之外，营养和运动手段的干预治疗也是需要贯穿始终的，并且对于肌少症的预防更是至关重要。以下建议可供老年人参考：

◆ **少食多餐，保证足量的经口饮食。**

  ○ 如果饭量有限，需通过口服营养补充剂补充能量和蛋白质。充足的证据表明口服营养补充剂有助于预防老年人的肌肉减少和改善肌少症患者的肌肉量和肌强度。

◆ **能量摄取足够的前提下，适当增加蛋白质的摄入量。**

  ○ 蛋白质摄入量达每日 1.0～1.5 克/千克体重，其中优质蛋白质的比例最好能达到 50%，均匀分布在三餐。例如体重 60 千克的健康老年男性，全天应摄入蛋白质 60～90 克，其中奶制品、蛋类、精瘦肉、鱼虾、豆腐等优质蛋白质的量需 30～45 克。

◆ **优质蛋白质（如乳清蛋白）富含亮氨酸等支链氨基酸，更有益于预防肌少症。**

  ○ 乳清蛋白包括 β-乳球蛋白、α-乳白蛋白、乳铁蛋白等。乳清蛋白属于优质蛋白质，其中支链氨基酸尤其是亮氨酸含量丰富，有利于肌肉蛋白质合成，增加瘦体重（肌肉量）。

  ○ 1000 克牛奶中能提取 7 克乳清蛋白，母乳中 60% 的蛋白质也是乳清蛋白。

◇ 建议老年人在餐间以及进行抗阻力训练 1 小时后给予优质蛋白质食物。

◆ 增加抗氧化营养素。

◇ 鼓励老年人增加新鲜绿色蔬菜、水果以及豆类等富含抗氧化营养素食物的摄入，减少肌肉的氧化应激损伤。

◇ 老年人食量有限的情况下，可在医生指导下适当补充抗氧化营养素（维生素 C、维生素 E、胡萝卜素、硒等）。

◆ 补充维生素 D。

◇ 肌少症和骨质疏松是一对"难兄难弟"，肌肉力量下降的老年人容易跌倒，出现骨质疏松后的严重并发症——骨折。

◇ 保证维生素 D 的充足摄入是防治骨质疏松的基础治疗，有助于改善骨密度、提高肌力、预防跌倒、减少骨折。

◇ 建议老年人每日补充维生素 D 400 ～ 800 IU（需要在医生指导下服用），同时保证充足的户外活动。

◆ 运动

◇ 以抗阻运动为主，能有效改善肌力和功能。比较适合老年人的抗阻运动包括：坐位抬腿、举哑铃、拉弹力带等。运动强度为 8 ～ 12 次 / 组，每个肌群 2 ～ 4 组，2 ～ 3 次 / 周。老年人可采用比较轻的阻力。

◇ 辅以有氧耐力运动，如步行、慢跑、游泳。运动强度为心率保持在不超过 120 次 / 分，运动时长建议每次保证 30 分钟或以上，3～5 次 / 周。

◇ 平衡能力训练，包括静态训练，如站立（双脚、丁字、单脚、脚尖、脚后跟、闭眼站立等）；以及动态训练，如倒走、侧走、脚尖行走、脚后跟行走等。

◇ 减少静坐，增加日常活动量。建议每 20～30 分钟需进行 1～5 分钟站立或者轻体力活动。

◇ 老年人易合并多种慢病，以上所有运动建议均需在医生或康复师指导下个体化选择，在安全的前提下进行。

温馨提示

老年人肌少症重在预防，需定期（如每半年或一年）由专业医师进行筛查和评估，及时对不良生活方式进行调整或给予药物治疗。

（黎梦涵　郏　蓉　王勃诗　张　茗
张金金　苏　琳　郭　远）

第6章

泌尿系统疾病

小便时的难言之隐

膀胱　　膀胱

前列腺　　前列腺

正常前列腺　　前列腺扩大
（良性前列腺增生）

李大爷今年 62 岁，近几个月感觉排尿次数明显增多，尤其是夜间，会起来小便两三次，每次小便量少，但排完后仍感觉还想再次小便。排尿时感觉不畅快，自觉排尿前需要等待、尿线变细、尿程变短、尿液一点一点流出以及排尿不尽。经过医院检查，李大爷被告知自己是前列腺增生。李大爷心里盘问着，为什么会前列腺增生？会不会发展成癌症？该怎样治呢？

前列腺增生，又称良性前列腺增生，是老年男性常见疾病。男性 35 岁以上前列腺会出现不同程度的增生，到了 50 岁以后可能会出现症状。

前列腺增生有两个重要条件，分别是年龄的增长和有功能的睾丸。因为随着年龄的增长，前列腺也随之增大；并且前列腺是激素依赖器官，睾丸及相关激素影响前列腺的生长、结构和功能，以上这些因素共同造成老年男性前列腺增生。

◆ 尿频是前列腺增生最常见的早期症状，尤其是夜尿次数增多，一些晚上不起夜的老人开始出现夜间排尿 1 ～ 2 次。

◆ 其次是排尿困难，主要表现就是排尿前需要等待、排尿时费力、尿线变细等。

◆ 随着梗阻加重，可能发生尿潴留和尿失禁，常常有尿液流出但患者自身没有感觉。

正如李大爷出现的"小便时的难言之隐"，当老年男性出现尿频、尿急、夜尿增多、排尿困难、排尿不畅快等症状时，应考虑前列腺增生。前列腺增生引起的排尿症状可影响患者的生活质量，危害健康，如果未能及时有效地治疗，长期梗阻可影响膀胱收缩，膀胱内残余尿量增多，进而导致肾积水，影响肾的功能。患者可到医院进行直肠指检了解前列腺的大小、质地和形态，进一步可做前列腺 B 超更准确地判断前列腺的体积。

另外一个经常困扰患者的问题是前列腺增生会不会进一步发展成前列腺癌。目前认为，良性前列腺增生不是癌症，和前列腺癌没有必然关系，也不会转化成癌症，但良性前列腺增生可与前列腺癌并存。

那么前列腺增生应该怎样治疗呢？目前，前列腺增生的治疗包括药物治疗和手术治疗。

◆ 如果尿路症状比较轻且生活质量未受到明显影响，可选择观察等待，同时适当限制饮水，限制饮酒和咖啡类饮料的摄入，定期复查。

◆ 对于存在明显尿频、尿急、夜尿增多症状，严重影响生活质量的患者，可采取药物治疗，药物治疗的目的是延缓疾病的进展，改善尿路症状。药物治疗多选择 α 受体阻滞剂（如盐酸特拉唑嗪等）和 5α 还原酶抑制剂（非那雄胺等）联合应用。中成药对改善症状也有一定的作用。

◆ 对于严重梗阻、症状明显、药物治疗效果不佳的患者，可选择手术治疗。手术切除增生的前列腺组织是治疗前列腺增生的根本方法。外科手术治疗的选择应综合考虑医生的个人经验、患者的意见、前列腺的大小以及患者的伴发疾病和全身状况。

温馨提示

前列腺增生是困扰老年男性健康的常见疾病，可严重影响患者的生活质量，当出现尿频、夜尿增多、排尿困难等症状时，建议及时就诊。

早期筛查，及早发现前列腺癌

很多单位的体检项目包括血清前列腺特异性抗原（PSA）。有些老年男性患者没有异常表现，查体时发现 PSA 升高，到医院就诊医生会做进一步检查以排除前列腺癌。那么什么时候需要警惕前列腺癌？

前列腺癌是老年男性常见疾病。随着我国人均寿命的不断增长、饮食结构的改变及诊断技术的提高等，近年来前列腺癌的发病率迅速增加。前列腺癌的病因尚不清楚，但是目前一致认为，它与男性雄激素水平密切相关。癌细胞只有在正常雄激素水平的环境中，才能正常生长、发展、转移。

前列腺癌一般起病比较隐匿，早期没有什么特异性症状。前列腺癌发展到一定程度的时候，才会产生尿路梗阻症状，如尿频、尿急、排尿困难甚至尿潴留或尿失禁等，但这些症状很容易跟良性前列腺增生相混淆，被很多老年人忽视。等患者出现严重症状时才去就医，可能已经是前列腺癌晚期了，错过了最佳治疗时机。因此，老年男性不要把排尿困难等症状当作上了年纪的正常现象而延误治疗，一定要及时去医院就诊。

那么如何早期发现前列腺癌呢？最重要的一条就是积极的筛查。目前，**直肠指检及血清前列腺特异性抗原（PSA）是前列腺癌的重要筛查手段。**常规的体检项目中通常包含直肠指检这项检查。直肠指检时，医生会用手指从患者的肛门处触摸到前列腺的大小、质地，排查出前列腺癌的准确率为 50% ～ 70%。因此，对于老年人，体检时直肠指检一定要做，不能因为觉得尴尬而忽视、回避。除了直肠指检，另一项检查是检测血清 PSA。PSA 可以帮助医生早期发现前列腺癌，是直肠指诊的一个有益补充。尤其是直肠指诊没有触及结节的患者，可以减少漏诊。PSA 筛查十分便捷，只需要抽血即可，甚至不需要空腹，一般费用不会超过百元。因此，对于 50 岁以上男性每年体检时需常规抽血行 PSA 检查，对于有前列腺癌家族史的男性，PSA 检查时间宜提前到 45 岁。

没有症状、查体发现 PSA 升高的老年男性，要进行直肠指检来判断是否存在前列腺结节及质地坚硬程度，若存在质硬的前列腺结节应进一步穿刺活检以除外前列腺癌。前列腺彩超对前列腺癌诊断的特异性偏低，条件允许的话可行前列腺磁共振（MRI）检查，对前列腺癌的诊断及临床分期具有重要意义。

若确诊为前列腺癌该怎么治疗呢？前列腺癌的治疗应根据患者的年龄、全身状况、临床分期及病理分级等综合因素考虑。可根据病情采取手术切除、内分泌治疗、放射治疗、化学治疗等。此外，前列腺癌发展缓慢，一般不主张对 75 岁以上、预期寿命低于 10 年的患者进行根治性前列腺切除。

温馨提示

　　前列腺癌的一些症状经常被当作上了年纪的正常现象而延误诊断、治疗。因此，对于年龄超过50岁的男性，应每年进行直肠指检，并检测血清PSA值是否升高，以便及时发现前列腺癌，从而早期干预和治疗。

尿频、尿急、尿痛——您的排水系统出了什么问题？

肾盂肾炎
（上尿路感染）

膀胱炎
（下尿路感染）

　　很多老年女性有过这样的经历：突然感觉小便频繁，刚排完小便又马上想去厕所，而且排尿特别急，一不留神就出现"尿裤子"，很尴尬。排尿时常常有痛感，甚至出现尿液发红，严重影响日常生活。这种情况可能是由尿路感染引起的。

那么，尿路感染是什么呢？简单来说是由于各种微生物（最常见的是大肠埃希菌）在尿路繁殖所致的尿道炎症，多见于尿路结石者、育龄女性、老年人、免疫力低下和留置导尿管患者。因此，老年人，尤其是老年女性，应格外重视这种疾病。

临床上将尿路感染分为上尿路感染和下尿路感染。上尿路感染主要是肾盂肾炎，下尿路感染主要是膀胱炎，在临床中膀胱炎更为常见些。在发病时膀胱炎和肾盂肾炎均可产生尿急、尿频、尿痛的症状，但肾盂肾炎患者可有高热、寒战、头痛、腰痛等全身症状，而膀胱炎患者仅少数有腰痛、发热（且体温一般不超过38℃），一般无明显的全身感染症状。

如何确诊泌尿系统感染呢？通常医生通过尿细菌学检查，留取清洁的中段尿进行细菌培养检查，可确诊尿路感染。其他检查如尿常规、血常规、肾功能、B超等均有助于疾病的诊断和病因的确定。

◆ 尿路感染期间应注意休息、多饮水、勤排尿，多摄入易消化、高热量、富含维生素的食物。

◆ 最重要的是选用致病菌敏感的抗生素。老年人最常见的致病菌是革兰氏阴性杆菌，以大肠埃希菌和变形杆菌为主，其次为铜绿假单胞菌、克雷白杆菌等。因此，在未明确致病菌前，一般首选对革兰氏阴性杆菌有效的抗生素，尤其是首次发生的尿路感染，若治疗三天症状无改善，则根据药敏结果调整用药。当单一药物治疗失败或在严重感染等情况下需要联合用药。治疗时间根据不同的尿路感染类型而长短不一。

◆ 尿路感染治愈的标准是症状消失、尿菌阴性，疗程结束后 2 周、6 周复查尿菌仍阴性。

如何预防泌尿系统感染再次发生呢？

◆ 日常生活中应该注意多饮水、勤排尿，不要憋尿，注意保持会阴部清洁，尽量避免长期留置导尿管。
◆ 规律饮食、适当运动，增强抵抗力，抵御细菌的侵扰。

温馨提示

老年人应该多饮水、勤排尿，注意会阴部卫生，以减少泌尿系统感染的发生。

尿中泡沫增多，是肾出问题了吗？

在门诊经常遇到因为发现小便泡沫比以前增多来医院就诊的老年人。尿中泡沫增多是什么原因引起的？是不是肾出了问题？

我们知道正常新鲜尿液为透明、琥珀色的液体，随尿量的多少，颜色有深有浅。当尿液成分发生改变，尤其是尿中蛋白质、有机物增多，就可以使尿液的表面张力增加，呈现出大量的泡沫。偶尔出现泡沫尿，多半是生理性的，大多可以找到诱因，且不伴随其他不适症状，不用太担心。可以尝试多喝水、促进排尿之后判断自己的泡沫尿有无减少。但在某些病理情况下，尿液蛋白质含量增多，形成蛋白尿，是引起泡沫尿的常见原因之一，也是各种疾病尤其是肾病的重要临床表现。

正常尿　血尿　血尿　蛋白尿

　　那么什么是蛋白尿？正常人每天尿中排出的蛋白质为 40～80 毫克，上限为 150 毫克。当超过 150 毫克 / 日，即属于蛋白尿。根据蛋白尿的性质可分为生理性蛋白尿和病理性蛋白尿。

　　所谓生理性蛋白尿，多为人体在剧烈运动、重体力劳动、情绪激动、过冷、过热、应激状态及体位改变时，尿中蛋白质的排出量增多，呈一过性蛋白尿，在几小时或数天后即可恢复正常。生理性蛋白尿每天不超过 0.5 克，主要是白蛋白，多见于瘦长体型、一般健康状况良好的健康青年或成年人，肾功能正常，并无大碍。所以，蛋白尿 ≠ 肾病，在检查遇到蛋白尿时，千万不要因为发现尿中有蛋白质而过度紧张，盲目服用补肾药物。

　　病理性蛋白尿则需要多加关注。常见于各种肾病，如各类原发性肾小球肾炎和各类继发性肾损害，后者如糖尿病、高血压、痛风、肝炎等，均可导致肾损害，尿液中蛋白质增加。病理性蛋白尿的特点是尿蛋白持续不消退，可伴有尿中带血、眼睑或下肢水肿、高血压等表现；也可呈单纯性蛋白尿，而无任何临床症状或体征。非泌尿系统的疾病，如多发性骨髓瘤、急性血管内溶血、白血病等，虽然肾功能是好的，但因血液中出现大量异常蛋白质，就会从肾中溢出，进入尿液中，形成蛋白尿，也称为溢出性蛋白尿。

蛋白尿的检测有定性和定量两种方法。定性检查即尿常规检查，用以筛选和粗略估计尿蛋白质含量，留取清晨第一次小便即可，留尿标本应取清洁的中段尿。通常化验单上尿蛋白质显示"－"表示阴性，没有蛋白尿，显示"± ～＋＋＋＋"表示微量蛋白质～大量蛋白质，"＋"越多代表尿蛋白质也就越多。定量检测是 24 小时尿蛋白质定量，需要精确留取 24 小时的尿，摇匀后取样送检。其他特殊的检测还包括蛋白电泳、尿轻链定量、泌尿系统彩超和肾穿刺活检，都有助于疾病诊断。

出现蛋白尿还能不能吃含蛋白质食物？会不会摄入的蛋白质越多，蛋白尿越多？目前认为，肾病患者是可以吃含蛋白质食物的，提倡优质低蛋白饮食，建议每天蛋白质的摄入量应控制在 0.8 ～ 1 克 / 千克体重，可以选择蛋类、乳类、鱼类、瘦肉类等优质蛋白，以纠正低蛋白血症，减轻水肿及改善或增强机体抵抗力，同时三餐中有一餐吃红薯、山药、粉丝、土豆、麦淀粉等低蛋白主食来减少主食中的蛋白质摄入。

总之，多种疾病都可出现蛋白尿。首次检查发现蛋白尿时，需要再次检查以除外假性蛋白尿；如果再做检查仍有异常时，则需要结合病史、症状及其他化验检查，判断是否为肾病或其他疾病。

温馨提示

蛋白尿是肾损伤的重要表现，尤其是有糖尿病、高血压的患者尿中出现泡沫时，应重视尿液检查，评估有无肾损伤。

尿液发红怎么办?

初始血尿
——前尿道病变

终末血尿
——膀胱底部、后尿道或
前列腺部位

全程血尿
——膀胱或膀胱以上部位

张大妈近来发现自己尿液发红,没有尿急、小便疼痛等不适,在医院检查尿常规,发现尿中有大量的红细胞,医生说这是血尿,需要进一步查明原因。

那么什么是血尿呢?当小便中的血液量超过正常量则称为血尿。在尿常规检查时,如果在显微镜下一个高倍镜视野中红细胞超过 5 个,但是人体肉眼不能察觉到尿液发红,称为镜下血尿。当 1000 毫升尿液里有 1 毫升血液量,肉眼就可以发现小便呈血样或洗肉水样,这就称为肉眼血尿。

如果发现尿液发红后,不要惊慌失措,首先要分清是真性血尿还是假性血尿。有些食物和药物可以引起尿液发红，如甜菜根、利福平、苯妥英钠等，称为假性血尿。此外，尿路以外部位（如子宫、阴道或肛门）出血污染了尿液，也可出现红色尿。区别是否真性血尿，只要确定尿中是否含有红细胞即可。普通的尿常规检查就可明确。如果没有尿路以外部位出血的因素，尿中可见红细胞，可确定为真性血尿，则需要引起重视，明确血尿的原因。

引起血尿的原因有很多，大致包括以下情况：

◆ 泌尿系统疾病，如各种肾炎、尿道结石、肿瘤、结核、损伤和感染等。

◆ 全身性疾病，如血液病、心血管疾病和传染病等。

◆ 物理化学因素，如运动、过敏等。

要明确血尿是由哪种疾病引起的，需要根据年龄、性别、病史、症状和体征、尿液检查及相关影像学检查进行鉴别。

一些检查可以帮助判断血尿的原因。如果是开始出现血尿而后期小便清凉，则提示前尿道病变，比如尿道损伤、肿瘤、前列腺炎等。如果小便开始没有血，而后期有肉眼血尿，提示病变部位在膀胱底部、后尿道或前列腺部位，如急性膀胱炎、膀胱结石或肿瘤、前列腺病变等。如果小便从头到尾都是血尿，提示病变部位在膀胱或膀胱以上部位，如肾盂肾炎、肾小球肾炎等。

根据伴随症状也可协助初步判断：

◆ 除了肉眼血尿之外，还有尿频、尿急、尿痛则考虑急性膀胱炎。

- 如果还合并畏寒、发热、腰酸、背痛，则有可能是肾盂肾炎。
- 如果出现持续性、无痛性、全程血尿，尤其是中老年男性，则需要警惕膀胱肿瘤的可能。
- 此外，一少部分健康的人也会出现血尿，多见于剧烈运动之后发生，可能是人体在剧烈运动时肾的一些血管发生收缩，肾小球毛细血管的通透性增加，一些红细胞就会乘机溜出血管，进入尿液，最后发生血尿，这种血尿一般没有任何不适，很快可以恢复正常。

总之，血尿病因复杂，病情轻重不一，应该尽早去医院检查确诊，进行彻底治疗。

温馨提示

血尿病因复杂，病情轻重不一。当出现真性血尿时，尤其是出现无痛性、全程、肉眼血尿的老年患者，尽早去医院检查确诊，避免延误治疗。

尿频、尿急，小心膀胱过度活动

随着我国进入老龄化社会，生活节奏加快，膀胱过度活动症患者越来越多。那么什么是膀胱过度活动症呢？膀胱过度活动症是一种以尿急症状为特征的征候群，常伴有尿频和夜尿症状，可伴或不伴有急迫性尿失禁，通俗叫"膀胱多动症"。膀胱过度活动症有以下特点：

◆ **尿急**。尿急是一种突发、强烈的排尿欲望，而且很难被主观意念控制推迟排尿，患者常常在急迫想要排尿的同时出现尿液溢出。

◆ **尿频**。患者的排尿次数过于频繁，成人排尿次数达到昼夜 ≥ 8 次，其中夜间 ≥ 2 次，但是每次尿量都很少，常常小于 200 毫升。

引起膀胱过度活动症的原因尚不清楚，目前认为与控制膀胱排尿的逼尿肌不稳定相关，本来膀胱应该处于储尿期，由于逼尿肌异常收缩导致排尿。另外，膀胱感觉过敏也会引起上述症状，即在较小的膀胱容量时出现排尿欲望。其他原因还包括尿道及盆底肌功能异常及精神行为异常等。一些疾病也可引起继发性膀胱过度活动症，如各种原因所致膀胱出口梗阻、神经源性排尿功能障碍、各种原因所致泌尿生殖系统感染等。

由于膀胱过度活动症对生命没有威胁，因此就诊与治疗率很低。但它可导致皮肤感染和尿路感染等问题，能影响患者的情绪和生活质量，所以应该重视膀胱过度活动症的就诊与治疗。当出现以上症状时，应该及时进行排尿日记评估、尿常规检查及影像学检查等。如果没有发现明确病因，即诊断为膀胱过度活动症。

对膀胱过度活动症的治疗，可根据病情的轻重、病因等选用不同的治疗方案。

◆ 首先，从生活方式上进行改善。

◇ **减肥**对控制膀胱过度活动很重要。肥胖者的腹部脂肪增多，可以向下挤压盆底组织，使盆底的肌肉、神经和其他结构长期受到压迫而变弱。临床上发现，减肥可以有效减少膀胱过度活动症的发作频率，减轻症状的严重程度。

◇ **控制液体摄入量能有效缓解症状。**晚饭后摄入的液体一般都要到夜里排出，产生的尿液多，晚上起夜次数自然也就多了。因此晚饭后应尽量减少液体摄入，最好控制在200毫升以下。

◇ 养成定时排尿的习惯，记排尿日记，也有助于改善症状。

◆ 其次，**进行盆底肌训练。**可以尝试收紧盆底肌肉（提肛运动），每天坚持做，最好做3个月以上。

◆ 再次，**尝试延迟排尿。**当出现排尿感觉时，尝试收紧括约肌、盆底肌肉，以延迟排尿时间，逐渐使每次排尿量大于300毫升，坚持的时间越长，对治疗膀胱过度活动症越有效。

当行为治疗效果不佳时，可进一步选择药物治疗，建议寻求医生的帮助。

温馨提示

当出现尿急、尿频、夜尿增多、急迫性尿失禁，而病史、查体、实验室检查、泌尿外科特殊检查未见明确病因者，应考虑膀胱过度活动症。

结石添"堵"，机体的"下水道"也会堵塞

上尿路结石

肾结石

输尿管
结石

刘女士，55 岁，1 天前感觉双侧腰腹部疼痛，向小腹放射，偶尔伴腰部坠胀痛感，疼痛时会感觉想小便，但尿量少，次数多。有时疼痛严重，会感到恶心。医生初步怀疑是尿路结石引起的上述症状。刘女士想知道自己是怎么得这个病的呢？接下来怎么治疗？

泌尿系统结石简称尿石，是指泌尿系统内因尿液浓缩沉淀形成的颗粒或成块样聚集物，分为上尿路结石（肾结石、输尿管结石）和下尿路结石（膀胱结石、尿道结石）。尿结石的形成可能与代谢异常有关，如甲状旁腺功能亢进、痛风的尿酸排泄增加等均可引起结石。另外，泌尿系统梗阻、感染等也可以引起结石。此外，结石的形成与饮食、地域、性别、年龄等都有关，在我国多见于长江以南。

泌尿系统结石会有哪些症状呢？正如刘女士的不适症状，泌尿系统结石发作时多表现出突发的剧烈腰痛，可向会阴及阴囊等

处放射，也可出现血尿、排尿困难等。

进一步需完善哪些检查？怀疑泌尿系统结石的患者，应完善影像学检查以判断结石的位置、大小及尿道的损伤情况。B 超检查简便、经济、无创伤，可以发现 2 毫米以上 X 线阳性及阴性结石，还可以了解结石以上尿路的扩张程度，间接了解肾的情况。尿路 X 线平片可以发现 90% 左右 X 线阳性结石，能够大致确定结石的位置、形态、大小和数量，并且初步提示结石的化学性质。以上两种均可作为泌尿系统结石检查的常规方法。此外，泌尿系统 CT 诊断结石的敏感性比尿路 X 线平片高，尤其适用于急性肾绞痛患者的诊断，可以作为尿路 X 线平片检查的重要补充。另外，结石的成分及脆性也可以通过 CT 来进行初步评估，从而对治疗方法的选择提供参考。其他检查还包括尿常规、血常规等。

泌尿系统结石的治疗，可以根据结石的大小来决定治疗方案。

- ◆ 结石直径＜ 0.6 厘米、光滑，结石以下无尿路梗阻时，可以药物治疗。一般需要服药 2 周，并需要定期复诊，明确结石有无排出。
- ◆ 对于直径≤ 2 厘米的肾结石和输尿管上段结石，可以体外冲击波碎石。这种碎石技术是无创的，患者痛苦小，费用也相对便宜。
- ◆ ＞ 2 厘米的结石，则需要采用经皮肾镜取石术治疗。

除了药物及手术治疗，**预防结石很重要！**

- ◆ 保持合适的体重指数（BMI）、适当的体力活动，保持营养平衡，增加柑橘、柠檬、菠萝等富含枸橼酸的水果摄入，是预防结石复发的重要措施。

◆ 养成多饮水的习惯很重要，每天饮水 2000 毫升左右，可以帮助冲刷尿道内的结晶。

◆ 对于尿酸结石，应限制动物的内脏（肝及肾）、家禽皮、带皮的鲱鱼、沙丁鱼、凤尾鱼等高嘌呤食物；对于草酸结石，尽量少吃菠菜，限制蛋白质和盐的摄入。

◆ 对于感染性结石，除了要补充足够的水，还要找出是什么细菌感染导致，积极控制感染，同时尽可能将结石取干净，才能有效预防复发。

温馨提示

养成多饮水的习惯是预防泌尿系统结石的关键，建议每天最好摄入 2000 毫升的水。同时，针对不同类型的尿结石，饮食方面预防重点也不同，需格外注意。

社交活动中的尴尬，别让"漏尿"影响您

很多老年女性经历过这样的尴尬：在大笑、运动、举重物时有尿液不自主流出。这是令人讨厌的压力性尿失禁。

什么是尿失禁呢？所谓尿失禁，通俗来讲，是指成年人由于各种原因，小便在不自主的情形下由尿道流出，统称为尿失禁。膀胱是由肌肉组织构成的一个囊袋，用于贮存尿液。当膀胱的尿液达到一定体积时，需要通过一个"闸门"排入尿道，这个闸门由一种称作尿道括约肌的肌肉控制。因此，当膀胱肌肉反射过度

或尿道括约肌无法正常关闭时就会发生尿失禁。此外，人体骨盆底部一些支撑骨盆内器官的肌肉群，也参与排尿，其损伤也会导致尿失禁。

尿失禁根据病因可分为以下几类：

- **急迫性尿失禁**：这种尿失禁是与尿急相关的尿液溢出。常见于膀胱过度活动症的患者。患者常常在急迫想要排尿的同时出现尿液溢出。
- **压力性尿失禁**：是指在做打喷嚏、咳嗽、大笑或运动等动作时，由于腹压增高，出现不自主的尿液自尿道外口漏出。
- **混合型尿失禁**：既有急迫性尿失禁，又有压力性尿失禁，常见于老年女性。
- **完全性尿失禁**：尿道口持续滴尿，常见于外伤或者损伤导致括约肌功能完全丧失的情况。

尿失禁是女性常见病，在女性尤其是老年女性中发病率很高。据统计，女性人群中23%～45%有不同程度的尿失禁，7%左右有明显的尿失禁症状，其中约一半为压力性尿失禁。老年、多次分娩史、盆腔脏器脱垂以及肥胖均是压力性尿失禁的危险因素。

漏尿常令患者陷入尴尬局面，不少人因为担心尿失禁当众出丑，而将自己关在家里尽量减少社交活动。长期下去使患者精神常处于紧张状态，导致内分泌失调，还会引发其他系统疾病。除此之外，还会引起会阴部、下腹部及大腿根部皮疹、皮肤感染，还可引起泌尿系统感染、膀胱结石，严重时会影响双侧肾功能。虽然尿失禁的发病率很高、危害很大，但就诊率却很低，原因多为患者过于害怕难堪而不与医生谈论这个问题或误认为这是老年化的一种正常表现。

其实，大多数尿失禁患者是可以被治愈或得到满意控制的，尤其是早期治疗，效果更佳。通过行为训练、辅助装置、药物或手术，能使绝大多数尿失禁患者症状明显改善，甚至治愈。

- 首先，采用**盆底肌训练**。盆底肌训练对女性压力性尿失禁的预防和治疗作用已得到证实，此法简便易行而且有效，适用于各种类型的压力性尿失禁。
  - ◇ 训练方法：持续收缩盆底肌（提肛运动）2～6秒，松弛休息2～6秒，如此反复10～15次。每天训练3～8次，持续8周以上或更长。
  - ◇ 盆底肌训练也可采用特殊仪器设备，通过生物反馈实施。
- 其次，肥胖是女性压力性尿失禁的明确相关因素，对于肥胖的患者，减轻体重有助于预防压力性尿失禁的发生。
- 再次，必要时可以选择药物治疗，药物治疗的原理在于增加尿道闭合压，提高尿道关闭功能。
- 最后，当药物治疗疗效欠佳，不能坚持或不能耐受时，建议去正规医院就诊，慎重评估是否行手术治疗。

温馨提示

压力性尿失禁是老年女性高发病，应增加对该病的了解和认识。该病是可以被治愈或得到满意控制的，尤其是早期治疗，效果更佳。

年龄大了，排尿也是难事儿？

　　李大爷 5 年前感觉排尿费力，曾数次出现尿急、尿频，当时诊断为"前列腺增生"，经治疗后症状有所好转。近年来感觉排尿困难加重，尿等待，尿线变细，近期夜尿明显增多。2 小时前突然排不出尿，下腹部有憋涨感，医生说这可能是前列腺增生引起的急性尿潴留。李大爷想知道这究竟是怎么回事呢？

　　正常人膀胱容量为 300 ～ 500 毫升，当膀胱内储存尿液达到此限度时膀胱内压力升高，刺激膀胱内感受器产生尿意。此时，只要条件允许，人类的大脑就会发出指令，引起排尿反射，尿液通过下尿道流出。但是在生病的情况下，上述各个环节的协调性被破坏，即可引起尿潴留等排尿异常。老年人前列腺增生可引起机械性梗阻，是老年人尿潴留的主要原因。尿潴留时，大量尿储存在膀胱，患者可在耻骨上触到包块，经导尿后包块消失。B 超检查可以确诊尿潴留。

　　那么该如何治疗呢？总的原则是祛除病因，恢复排尿。

- ◆ 插尿管是解除急性尿潴留最简便常用的方法。
- ◆ 如果插尿管未成功，或年老体弱者不易实施导尿术，可以尝试在耻骨上进行膀胱穿刺吸出尿液，从而暂时缓解痛苦。
- ◆ 对于需要长期置管的尿潴留患者，推荐进行膀胱造瘘，就是在膀胱上造口，放入管子直接引流尿液。

　　以上为临时解决症状的方法，是治标；重要的是积极寻找原因，从根本上解决问题，治本。

◆ 对于尿道结石、血块堵塞或包茎引起的尿道外口狭窄、包皮嵌顿等，应积极急诊处理，立即解除病因。

◆ 其他病因导致的急性尿潴留，可在尿液引流、肾积水缓解、肾功能改善后，积极查明病因，针对病因进行治疗或择期手术，解除梗阻。

温馨提示

当老年人出现急性尿潴留时，在缓解症状的同时，应积极寻找病因，从根本上解决问题，防止再发。

突然无尿，肾出了问题？

李大爷 77 岁，吃海鲜后连续 2 天拉肚子数次，并且呕吐大量胃内容物，感觉头晕、乏力，有时出冷汗，近半天来突然无尿。李大爷本来去医院是想看看胃肠病，但医生说李大爷的肾功能可能也有问题，这究竟是怎么回事呢？

医生分析李大爷可能是由于拉肚子和呕吐导致体内液体大量丧失，循环血量减少，肾内血流灌注急剧降低，导致肾功能突然下降而出现少尿、无尿等症状，以上表现称为急性肾衰竭。如果肾血流灌注持续不足，可以导致肾小管坏死，最终发展成为器质性肾衰竭。因此，像李大爷这样的情况应该及时就医，避免肾发生不可逆转的坏死。

那么什么是急性肾衰竭？急性肾衰竭是指各种原因导致的肾功能突发和持续性下降。实验室检查指标表现为 2 天内肌酐水平

升高 ≥ 26.5 μmol/L 或 1 周内超过基础水平的 1.5 倍，或持续 6 小时尿量 < 0.5 ml/（kg·h）。引起急性肾衰竭的病因分为肾前性、肾后性和肾性三种。

- ◆ **肾前性**急性肾衰竭主要由肾灌注不足引起，李大爷这种情况便是如此。而引起肾灌注不足的原因包括心力衰竭、严重呕吐和腹泻、大出血等，导致体内液体大量丧失。
- ◆ **肾后性**急性肾衰竭主要由肾后梗阻所致，如前列腺肥大、泌尿系统肿瘤和结石等引起尿道梗阻，尿液排出困难。
- ◆ **肾性**急性肾衰竭主要见于急性肾小管坏死、急性间质性肾炎、肾小球肾炎、血栓性微血管病和肾动脉栓塞等肾脏疾病。此外，一些药物（解热镇痛药、庆大霉素、造影剂、化疗药等）和毒物（蛇毒、鱼胆、毒蘑菇、重金属）也会引起急性肾损伤，应格外注意。

目前急性肾衰竭的死亡率仍较高，而老年人急性肾衰竭的死亡率较其他年龄段明显增高，可达 80%。这是因为机体于 40 岁以后肾功能逐渐下降，肾血流量减少，而且老年人体内水分总量较年轻人明显减少，因此当老年人遭遇各种疾病侵袭，如失水、创伤、理化因素、生物毒素等，较年轻人更容易损伤肾而导致急性肾衰竭。老年人发生的肾损伤不仅是肾小管损伤，往往伴有肾小球损伤，因而病情重、恢复慢、病程长。因此，如果像李大爷这样的情况，应该及时就医，进行相关的血常规、尿常规等检查，如有需要进行肾穿刺活检等明确病因。积极治疗，消除病因，快速准确地补液，维持足够的有效循环血量，同时避免并及时纠正代谢紊乱，必要时进行透析治疗。

急性肾衰竭患者注意饮食的摄入以碳水化合物和脂肪为主，限制蛋白质的摄入，同时避免使用肾毒性药物。

温馨提示

当出现发热、呕吐、腹泻等疾病时，尤其是老年人，应该适当补充水分，及时到正规医院就诊，在医生指导下进行治疗。当首次服用某种药物突然出现尿量明显减少，或全身皮疹、发热、皮肤发痒、尿色发红时，要立即停用该药，并及时就诊，警惕急性肾衰竭。

保护肾功能，远离肾衰竭

需要规律透析治疗来维持生命的患者，处于慢性肾衰竭的最后一阶段——尿毒症期。那么什么是慢性肾衰竭呢？如何避免发生？

慢性肾衰竭是指发生在各种慢性肾病晚期的临床综合征，主要病因有糖尿病肾病、高血压肾小动脉硬化、原发性与继发性肾小球肾炎等。我国将慢性肾衰竭分为：肾功能代偿期、肾功能失代偿期、肾衰竭期和尿毒症期。病程的进展有快有慢，有可逆也有不可逆，尤其值得注意的是应尽量避免使病情加重的危险因素，包括高血糖、高血压、肾炎、血容量不足、尿路梗阻、严重感染、肾毒性药物等。慢性肾衰竭可表现为蛋白尿、血尿、水肿、高血压、贫血、各种代谢紊乱，以及心脏、呼吸、胃肠道等多器官损伤，心力衰竭是慢性肾衰竭最常见的死亡原因。

有不少患者病情进展到尿毒症期，需要透析治疗（包括腹膜透析、血液透析）及肾移植。因此，提高对早、中期慢性肾衰竭的警觉性尤为重要。患者应对已有的肾病或可能导致肾损害的疾病早期进行积极有效的治疗。

首先，积极治疗原发病。

◆ **高血压患者需要有效地控制血压。**
  ◇ 首选血管紧张素转化酶抑制剂（ACEI）如卡托普利，或者血管紧张素受体拮抗剂（ARB）如缬沙坦类药物降压。
  ◇ 不同患者高血压控制的靶目标略有不同，无论患者是否伴有糖尿病：若尿白蛋白＜30毫克/日，建议控制血压低于140/90 mmHg；若尿蛋白≥30毫克/日，建议控制血压低于130/80 mmHg。
  ◇ 老年患者应综合考虑年龄、合并症等情况，密切关注降压治疗相关的不良反应，如电解质紊乱、急性肾损伤、直立性低血压等。
◆ **糖尿病患者应积极控制血糖。**
  ◇ 慢性肾脏疾病患者糖化血红蛋白的靶目标为＜7%。
  ◇ 对于老年人、情绪抑郁或有低血糖倾向的患者，可适当放宽糖化血红蛋白标准至7%～8%。

其次，避免使病情进展和急性恶化的危险因素。

- ◆ **使病情急性恶化的危险因素主要有：** 未控制和急性加重的肾基础疾病、血容量不足（低血压、脱水、大出血或休克等）、肾局部血供急剧减少、各种感染、尿路梗阻、使用肾毒性药物（西药如氨基糖苷类抗生素等，中药如马兜铃、关木通、广防己、青木香等）、未能控制的严重高血压、其他器官功能衰竭如心力衰竭、严重肝衰竭等。
- ◆ **使病情渐进性发展的危险因素主要有：** 高血糖、高血压、蛋白尿、低蛋白血症、贫血、高脂血症、肥胖、营养不良、吸烟等，需要积极纠正。

再次，控制蛋白尿及血脂。

- ◆ 将患者尿蛋白控制在小于 0.5 克 / 日，可改善慢性肾衰竭的长期预后。
- ◆ 调脂治疗可降低慢性肾衰竭患者心血管疾病的高发生率及病死率，减慢蛋白尿患者肾功能损伤的进展。

最后，改善生活方式

- ◆ 饮食控制，建议患者服用牛奶、瘦肉等优质蛋白。
- ◆ 戒烟、控制体重、有氧运动等。

温馨提示

　　建议有高血压、糖尿病的老年人要积极治疗原发病，有效控制血压、血糖，这样才能有效地阻止或延缓慢性肾衰竭的发生。对于已经出现肾衰竭的患者更应该积极治疗，密切监测肾功能。

（薛　倩　郭宇枢　张义英　陈陵霞）

第7章

骨质疏松症和骨关节病

说说老年人健康的"沉默杀手"——骨质疏松症

正常骨骼

骨质疏松

80多岁的王老先生患有高血压、冠心病、脑梗死，平时身体状况不太好。今年夏天的一天，王老先生夜间起夜上厕所，一不小心跌倒在了卫生间里。同室而居的儿子立刻发现并马上把王老先生送到了医院，经过检查王老先生跌倒后导致右髋部股骨颈骨折，并且患有骨质疏松症。医生告诉王老先生的儿女们，老先生就是因为已经患有骨质疏松症才会在跌倒后发生骨折，而股骨颈骨折最好的治疗手段是手术治疗，但老先生年事已高，又患有多种疾病，手术风险很高，请家属们慎重考虑。王老先生的儿女们考虑老人平时身体就不好，恐怕很难耐受手术治疗，就选择了保守治疗。可是在骨折后王老先生只能卧床，大概半个月后发生了肺炎，虽然儿女们把老先生送到医院住院治疗，但是病情恶化很快，出现呼吸衰竭，最终没能挽回王老先生的生命。王老先生的儿女们在悲痛之余认识到骨质疏松症的危害竟如此巨大！

那么，骨质疏松症是个什么样的疾病呢？骨质疏松症是最常见的骨骼疾病，是一种以骨量减少、骨组织微结构损坏，导致骨脆性增加、易发生骨折为特征的全身性疾病。

骨骼是人体的支架，健康有力的骨骼让人身姿挺拔，精神矍铄；而骨质疏松、骨骼变形甚至骨折的患者，身体状况可想而知。中国已进入老龄化社会，随着老龄人口、尤其是高龄人口的增多，骨质疏松症患者的绝对数量也在不断增加。骨质疏松症、骨质疏松性骨折不仅降低患者生活质量，甚至还可能致残、危及生命。由于骨质疏松症发病隐匿，疾病发生后常常没有症状，有不少老年人不知道自己已经患有骨质疏松症，常常像王老先生这样到了出现骨折的时候才知道。所以骨质疏松症还有着"沉默杀手"这样的称号。虽然有些老年人有机会接受手术治疗迅速恢复了健康，但也有不少高龄、身体状态差的老年人就因为骨质疏松症导致骨折，引起一系列并发症而失去了健康，甚至失去了生命。对于这样一种疾病，老年人应该有所认识，并及早防治。

温馨提示

　　骨质疏松症发病隐匿，常常在衰老的过程中不知不觉地发生。而它所导致的骨质疏松性骨折不仅会降低老年人的生活质量，甚至还可能致残、危及生命。故而老年人对有着"沉默杀手"称号的骨质疏松症要及早防治。

没有不舒服就一定没得骨质疏松症吗？

刘阿姨今年 60 多岁才退休没几年，本想退休后多出去玩玩，没想到在搬动阳台上的花盆时一个扭腰竟然导致腰椎压缩性骨折，使得原本的旅游计划受到了影响。在家中休息的时候刘阿姨想，我又没有受很严重的外伤怎么会搬个花盆就骨折了呢？还是去医院问问医生吧。医生告诉她："像您这样没有受严重的外伤就发生了椎体骨折的老年人，往往是因为已经患上了骨质疏松症啊。"刘阿姨说："我以前身体很好，不可能吧？"医生给刘阿姨开了骨密度检查，刘阿姨的检查结果还真是已经得了骨质疏松症。医生告诉刘阿姨："就是因为您之前已经得了骨质疏松症而自己又不知道，也没有治疗，才会在一个扭腰后就发生腰椎压缩性骨折。"这时刘阿姨才明白，原来自己觉得自己身体很健康，没有不舒服，但是却在不知不觉中得了骨质疏松症。

我们前面讲了骨质疏松症有着"沉默的杀手"这样的称号，就是因为这个疾病和很多其他病不一样，常常在老年人不知不觉中就得上了，自己没有感到任何的不舒服。当然也有一部分患者会有骨痛、身高变矮、驼背等不舒服，但这些症状也往往不典型，或者没有得到老年人的重视。"人老了都会变矮""驼背就是老了呗"，是很多老年人健康认识的误区。身高变矮、驼背其实都是骨质疏松症的临床表现，还有一些不典型的骨痛可能也是已经发生骨质疏松的信号。老年人要注意及早识别这些身体信号，不要等到发生骨折这样的严重后果时才知道自己已经得了骨质疏松症。

温馨提示

　　骨质疏松症常常在不知不觉中已经发生，没有不舒服也不代表骨骼就是健康的，而不典型的骨痛、身高变矮、驼背常常已经是骨质疏松症发出的信号，老年朋友应及早识别、及时就医。

 ## 怎么知道自己是不是已经得了骨质疏松症呢?

　　既然骨质疏松症可以没有症状，那么如何早期发现呢?

　　随着我们国家生活水平的不断提高，越来越多的老年人在退休后追求更高质量的晚年生活。而随着医学科普的不断推广，也有越来越多的老年人知道了骨质疏松症这个疾病。那么，怎么知道自己是否患有骨质疏松症呢? 目前医学上有多种骨密度检查方法，其中超声骨密度作为筛查性检查具有简单快速、无辐射的特点，而能够明确用于诊断的是双光能 X 线骨密度测量。在没有发生过脆性骨折时，医生需要通过双光能 X 线骨密度测量的结果才能判定您是否患有骨质疏松症。此外，医生还能通过一些简单的筛查量表评估个体是否有骨质疏松的风险。

　　对于以下人群，都应进行骨密度检查:

- ◆ 女性 65 岁以上和男性 70 岁以上者。
- ◆ 女性 65 岁以下和男性 70 岁以下，有一个或多个骨质疏松危险因素者。
- ◆ 有脆性骨折史的成年人。
- ◆ 各种原因引起性激素水平低下的成年人。

◆ X 线影像已有骨质疏松改变者。

◆ 患有影响骨代谢疾病史或使用影响骨代谢药物史者。

◆ 国际骨质疏松症基金会（IOF）骨质疏松风险测试（表 7.1）回答结果阳性者。

◆ 亚洲人骨质疏松自我筛查工具（表 7.2）OSTA指数≤－1 者。

◆ 已接受骨质疏松治疗、进行疗效监测者。

表 7.1　国际骨质疏松症基金会（IOF）骨质疏松风险测试

□阳性　　　□阴性

问题	回答	
（1）您是否曾经因为轻微的碰撞或者跌倒就会伤到自己的骨骼？	□是	□否
（2）您的父母有没有过轻微碰撞或跌倒就发生髋部骨折的情况？	□是	□否
（3）您是否经常连续 3 个月以上服用"可的松、泼尼松"等激素类药物？	□是	□否
（4）您的身高是否比年轻时降低了（超过 3 厘米）？	□是	□否
（5）您经常大量饮酒吗？	□是	□否
（6）您每天吸烟超过 20 支吗？	□是	□否
（7）您经常患腹泻吗？（由于消化道疾病或肠炎引起）	□是	□否
（8）女士回答：您是否在 45 岁以前就绝经了？	□是	□否
（9）女士回答：您是否曾经有过连续 12 个月以上没有月经？（除了怀孕期间）	□是	□否
（10）男士回答：您是否有过阳痿或性欲缺乏这些症状？	□是	□否
备注：只要其中有一题回答结果"是"，即为阳性。		

表 7.2 亚洲人骨质疏松自我筛查工具（OSTA）	
风险级别	OSTA 指数
低	>-1
中	$-1 \sim -4$
高	<-4

备注：此工具基于亚洲 8 个国家和地区绝经后妇女的研究，收集多项骨质疏松危险因素并进行骨密度测定，从中筛选出 11 个与骨密度具有显著相关的风险因素，再经过变量回归模型分析，得出能更好体现敏感度和特异度的两项简易筛查指标，即年龄和体重。计算方法是：OSTA 指数＝［体重（kg）－年龄］×0.2＝_____

　　对于这样一个总是"静悄悄"发生的疾病，骨密度检查是必不可少的检查手段。建议符合条件的老年人应及早检查，才能帮助自己及早发现是否已经患有骨质疏松症。

温馨提示

　　骨密度检查是筛查和确诊骨质疏松症必不可少的方法。

为什么得了骨质疏松症只补钙还不够呢？

　　李奶奶 2 年前就被诊断患有骨质疏松症，自那时起李奶奶就每天都吃钙片，但是今年复查骨密度时骨密度又下降了。李奶奶疑惑地问医生："我已经按时吃钙片了，为什么没有治好我的骨质疏松呢？"医生听了告诉李奶奶："骨质疏松光吃钙片可不够啊，只靠钙片是不能治疗骨质疏松症的！"李奶奶更加疑惑了："骨质疏松不就是缺钙吗？为什么光吃钙片治不了呢？"

　　"骨质疏松就是缺钙"是很多老年人对这个疾病认识的误

区。我们知道钙是骨骼组成的基本元素，但不是唯一元素。完整的骨骼具备坚实的层级结构，包括 1 型胶原蛋白形成的三股螺旋结构、非胶原蛋白及沉积于其中的羟基磷灰石。骨骼的完整性还需要不断重复的骨吸收和骨形成过程来维持，这个过程由成骨细胞、破骨细胞和骨细胞等实现。

> 可见，钙剂只是骨质疏松预防和治疗的基础措施之一。要想治疗骨质疏松症还需要其他药物来帮助，包括帮助钙吸收和利用的维生素 D，以及真正能够改善骨密度的抗骨质疏松药物（骨吸收抑制剂、骨形成促进剂）。此外，生活方式的改善、饮食中摄入更多的钙和维生素 D、更多地接受阳光照射，也同样重要。

正是因为骨骼的形成和维持是个复杂的过程，钙只是其中的一个重要环节，因而我们说：骨质疏松的治疗需要补钙，但只补钙是达不到改善骨密度、治疗骨质疏松的目的的。

温馨提示

已经患有骨质疏松症的患者不能仅仅补钙治疗，还应到专科就诊，根据有关检查指标，由医生给予个体化的治疗方案。骨质疏松症的规范治疗应包括：钙剂、维生素 D、抗骨质疏松药物以及生活方式的改善，同时应定期复查监测。

吃上治疗骨质疏松的药物后还用再去看医生吗?

刘阿姨自从被医生诊断患有骨质疏松症并给予钙剂、活性维生素 D 及抗骨质疏松药物治疗后,一直坚持服药,但她并没有按照医生当初的交代定期来医院复查。直到有一天,刘阿姨突然腰痛难耐,急诊就诊后诊断为输尿管结石。医生告诉她,这可能和您服用钙剂和活性维生素 D 的用量不合适有关,您应该去检查一下。这时刘阿姨才恍然大悟,怪不得骨质疏松专科门诊的医生嘱咐我要定时复查呢,原来钙和维生素 D 用量不适宜还会出现副作用呢!

骨质疏松症是一种慢性疾病,像高血压、糖尿病、冠心病等慢性疾病一样,治疗需要长期坚持。在长期治疗的过程中,医生和患者都应该了解药物疗效如何。并且,药物在起到治疗作用的同时,也有可能在一部分患者身上表现出不良反应,也就是副作用。治疗骨质疏松症的基础药物钙剂和维生素 D 制剂服用剂量不当或因个体差异,有可能会出现高钙血症、维生素 D 过量以及结石。医生交代的定期复查就是为了按时了解您服药后的疗效以及是否有不良反应的发生。对于治疗骨质疏松的药物,尤其需要注意监测钙磷代谢、口服双磷酸盐的消化道不良反应等。

> 一般初始治疗后 1 个月、规律治疗后每 3 个月应复查血和尿的指标,每年应进行骨密度检查。

医生根据复查结果能够了解您用药的疗效如何,并及早发现不良反应,调整药物剂量。抗骨质疏松药物疗程应个体化,所有治疗应至少坚持 1 年,在最初 3 ～ 5 年治疗期后,应该全面评估患者发生骨质疏松性骨折的风险。因此,患有骨质疏松的患者在规范服用治疗骨质疏松的药物后应按医生要求定期复查。

温馨提示

　　骨质疏松症需要长期治疗，在治疗过程中需要通过复查来了解药物疗效，以及是否有不良反应。因此，接受抗骨质疏松药物治疗的患者应定期复查。

我们的身体每天需要多少钙？

　　王老先生一年前因为跌倒导致腰椎压缩性骨折，经过医生检查发现老先生已经患有严重骨质疏松，医生除了开出抗骨质疏松的药物外，还建议老先生要在饮食中注意食用高钙食物来补钙，并且要求他长期规律服用补钙药物，将身体每天需要的钙补充足够。那么我们的身体每天需要多少钙呢？

　　充足的钙摄入对获得理想骨峰值、减缓骨丢失、改善骨矿化和维护骨骼健康有益。钙除了是骨骼发育的基本原料，直接影响身高外，还在体内具有其他重要的生理功能。这些功能对维护机体的健康、保证正常生长发育的顺利进行具有重要作用。钙能促进体内某些酶的活动，调节酶的活性作用；参与神经、肌肉的活动和神经递质的释放；调节激素的分泌。血液的凝固、细胞黏附、肌肉的收缩活动也都需要钙。钙还具有调节心律、降低心血管通透性、控制炎症和水肿、维持酸碱平衡等作用。

　　为了保障人们的身体健康，世界卫生组织（WHO）和中国营养学会都规定了钙营养日摄入量推荐标准。《中国居民膳食营养素参考摄入量速查手册》（2013 版）建议，成人每日钙推荐摄入量为 800 毫克（元素钙），50 岁及以上人群每日钙推荐摄入量为 1000 ～ 1200 毫克。这里我们以一杯 250 毫升牛奶的含钙量来具体化数字，250 毫升牛奶大概含有 260 毫克钙。日常生活中我们应该尽可能通过饮食摄入充足的钙，但我国的饮食结构特点决定了人群普遍从食物中获得的钙较少，营养调查显示我国居民每日膳食约摄入元素钙 400 毫克。当饮食中钙摄入不足时，应给予钙剂补充。因此，对于老年人除了积极补充食物来源的钙之外，还应适量补充钙剂，补充元素钙大约 600 毫克/日。

温馨提示

　　《中国居民膳食营养素参考摄入量速查手册》（2013 版）建议，50 岁及以上人群每日钙推荐摄入量为 1000 ～ 1200 毫克。营养调查显示我国居民每日膳食约摄入元素钙 400 毫克，因此老年人还应适量补充钙剂，补充元素钙大约 600 毫克/日。

哪些食物是"补钙能手"?

在门诊经常会有患者提出与补钙相关的一些问题，比如"平时饮食中多吃什么食物能补钙呢？""补钙食物哪种最好呢？"从营养学上来说，判断食物中营养价值的高低，通常依据食物中营养素的含量、吸收率、利用率、生物学价值以及安全性等指标来确定。因此，既要钙含量高又要有利于身体吸收利用的食物才是我们的"补钙能手"。

日常食物中，含钙高的食物包括：牛奶及乳制品、大豆及豆制品、小鱼及虾皮虾酱等海藻类、油菜及小白菜等蔬菜类。其中牛奶及乳制品是补钙最佳"能手"！因为牛奶钙含量较多，吸收率较高。每100毫升牛奶（平均值）中含有蛋白质3.0克、脂肪3.2克、糖类3.4克，还含有人体需要的其他营养素。100毫升牛奶中钙元素的含量约为104毫克，也就是说我们每摄入250毫升牛奶，补充钙260毫克。并且牛奶中的钙与酪蛋白结合形成酪蛋白钙，易于被人体吸收；同时牛奶中所含的乳糖、乳脂、维生素D、柠檬酸都可促进钙的吸收，使得牛奶中钙的利用率可达40%以上。

另一种我们常食用的奶制品——酸奶中钙含量与牛奶相当或略高于牛奶，每100毫升酸奶（平均值）中含118毫克钙。而酸奶中含有较多乳酸，乳酸具有促进钙吸收的作用，因此酸奶中钙的吸收率略高于牛奶。由于酸奶在发酵过程中大部分乳糖已经转化为乳酸，乳酸无需乳糖酶即可消化吸收。所以对于乳糖不耐受、喝牛奶有不适症状的人群可以选择喝酸奶。

还有一种常见的奶制品是奶酪。奶酪也是发酵的牛奶制品，其性质与酸奶有相似之处，但是奶酪的钙浓度比酸奶更高，近似固体食物，营养价值也因此更加丰富。奶酪的种类很多，其中含钙量丰富的是干酪，每100克约含799毫克。但要注意的是，有的奶酪中钠的含量也较高，不适宜高血压、肾病患者食用。而某些再制奶酪，钙含量较低，故选择奶酪时应注意营养标签。

其他食品如豆制品，是我国居民膳食的常见食品，但因加工方法及添加成分不同，钙的含量差异较大。人体肠道对豆制品中钙的吸收率较高，仅次于牛奶及奶制品。鱼和贝壳类水产品、黄绿色蔬菜也是钙含量较高且吸收利用较好的食物。但要注意的是，菠菜、水芹菜、竹笋等蔬菜含有草酸，谷壳类多含植酸，杂粮粗粮多含膳食纤维，一定程度上可抑制肠道对钙的吸收。因此，综合考虑含钙量高且易于吸收两个方面，对于老年人增加钙摄入的最简单便捷的方法就是增加牛奶及乳制品的摄入。

温馨提示

> 奶类不但含钙丰富，且吸收率高，是补钙的良好来源。含钙量高、吸收性也好的食物首推牛奶及奶制品。

 ## 如何选择合适的钙剂？

当食物来源的钙剂不足以满足身体需要时，有些老年朋友需要通过钙剂补充。钙剂的种类繁多，如何选择适合自己的钙剂呢？

钙剂的选择需要考虑其钙元素含量、安全性和有效性。理想的钙剂应该含钙量高，生物利用性好，口感佳，颜色好，并且价格低廉。其中，碳酸钙含钙量高，吸收率高，易溶于胃酸，常见不良反应为上腹不适和便秘等。枸橼酸钙含钙量较低，但水溶性较好，胃肠道不良反应小，且枸橼酸有可能减少肾结石的发生，适用于胃酸缺乏和有肾结石风险的患者。

醋酸钙含钙量 21%，优点是水溶性好，可与磷结合生成难溶性物质，随粪便排出体外，导致磷的吸收减小，因此，醋酸钙可用于肾衰竭性高磷血症。

由于碳酸钙在所有钙剂中钙元素含量最高，因此成为剂型最多、应用最广泛的补钙剂。老年人补钙应尽量选择水溶性较好的钙盐，如枸橼酸钙、乳酸钙或葡萄糖酸钙，同时补充维生素 D，以促进小肠对钙的吸收，并防止骨骼中钙的丢失。

当有高钙血症和高钙尿症时应避免使用钙剂。此外，补充钙剂应适量，超大剂量补充钙剂可能增加肾结石和心血管疾病的风险。在骨质疏松症的防治中，钙剂应与其他药物联合使用，单纯补钙不能替代其他抗骨质疏松药物治疗。

温馨提示

　　合理地选择和应用钙剂，应从多方面考虑。老年人选择钙剂应在医生指导下根据健康状况合理选择。

说说钙的好帮手——维生素 D

维生素 D 是钙吸收的好帮手。维生素 D 在食物中含量很少，绝大多数维生素 D 是皮肤经日光中的紫外线照射转变而来的。维生素 D 在体内的转换过程需要肝和肾的代谢，经过两次代谢才能变成有活性的维生素 D 在体内发挥作用。维生素 D 的主要功能在于帮助人体吸收与利用钙、磷。充足的维生素 D 可增加肠道内钙的吸收、促进骨骼矿化、保持肌力、改善平衡能力和降低跌倒风险。维生素 D 不足会引起或加重骨质疏松症。同时补充钙剂和维生素 D 可降低骨质疏松性骨折风险。维生素 D 不足还会影响其他抗骨质疏松药物的疗效。

没事多晒晒太阳是补充维生素 D 的最好方法。但是由于纬度和气候环境等因素，阳光照射时间在秋冬季节较短，在我国维生素 D 不足的状况普遍存在。对于老年人，尤其是行动不便或长期卧床者非常缺乏户外活动，严重影响维生素 D 的转化生成；同时由于老年人胃肠道功能衰退，摄入和吸收障碍，也会影响维生素 D 的摄入与利用；并且随着年龄增加或疾病等原因，老年人的肝、肾功能衰退，又会影响维生素 D 在体内转化为活性维生素 D 的过程。因此，老年人群中维生素 D 缺乏的状况更加普遍。

对于不能从生理状态下摄取足够维生素 D 的老年人，就需要额外补充维生素 D 制剂。《中国居民膳食营养素参考摄入量速查手册》（2013 版）中推荐老年人维生素 D 摄入量为每日600 IU。用于骨质疏松症防治时，维生素 D 剂量为每日 800 ～1200 IU。对于日光暴露不足和老年人等维生素 D 缺乏的高危人群，还可以通过检测血 25 羟维生素 D 水平了解体内维生素 D 的营养状态，指导维生素 D 的补充。

温馨提示

适当晒太阳是补充维生素 D 的最好方法。建议老年人在气候温和的天气多外出接受阳光照射、进行户外活动，这样能够帮助人体皮肤中的某些固醇类物质转化成维生素 D，充分发挥维生素 D 作为钙的好帮手的重要作用。

关节随着年龄也会变"老"吗？

几乎所有的老年人都有关节痛的经历，尤其是膝关节，如何让关节的正常使用寿命更长，确保老年生活活动自如？

骨关节炎是老年人常见的慢性关节疾病。它主要影响关节软骨，导致关节软骨变性、破坏，并发生骨质增生。所以患者会出现不同程度的关节肿胀、疼痛和活动能力受限。随着我国人口不断老龄化，其发病率和患病率都呈逐年增高的趋势。本病在60岁以上人群患病率为50%，而在75岁以上人群则高达80%。除了衰老，骨关节炎还与肥胖、炎症、创伤、关节过度使用、遗传等因素相关。

骨关节炎可以发生在任何关节，常见部位包括膝、髋、手和脊柱等负重或活动较多的关节。不同部位的骨关节炎有其特定的表现特点，其中膝关节受累最为常见，手关节以远端指间关节受累最常见。骨关节炎最常见的临床症状是关节局部的疼痛和压痛，负重关节和双手最易受累；还会有关节肿胀、关节活动受限等表现。

骨关节炎是如何诊断的？没有单一的检查方法可以确诊骨关节炎。大多数医生使用几种方法来排除其他问题并做出诊断：

- ◆ **病史**：不同类型的关节炎表现不同。
- ◆ **查体**：在查体时，医生会仔细检查患者的关节，是否有压痛、肿胀或发红，以及关节的活动范围。
- ◆ **影像学检查**：
  - ◇ **X线片**：软骨虽然不会显现在X线片上，但是关节处软骨之间的空隙缩小反映了软骨的丢失。X线片还可以显示关节周围的骨刺。有些人没有任何症状但X线片上已经有异常了。
  - ◇ **磁共振成像（MRI）**：MRI通过无线电波和强

磁场来生成骨骼和软组织的详细图像，包括软骨。通常不需要 MRI 来诊断骨关节炎。在复杂的病例中，MRI 可以提供更多的信息。

◆ 血液检查：主要是来排除其他可能的关节炎，如风湿性关节炎。

◆ 关节液体分析：医生可能会用针从受累关节处抽取液体，做一些检查来判断是否有炎症，排除痛风或感染引起的关节疼痛。

当老年人发生了骨关节炎时，可以通过运动、生活指导、物理治疗等非药物方法，结合必要的药物治疗，必要时还可以通过关节镜手术等进行外科治疗。

温馨提示

骨关节是人类日常生活中使用最多、负荷最多的运动器官，在几十年的生命长河中关节的自然磨损尤其厉害。人进入老年以后，骨关节也随着各个器官衰老而"老化"。

🍊 老年人应该如何保护关节，预防骨关节炎？

骨关节炎作为老年人常见的慢性关节疾病常常会给患者带来疼痛、活动受限等不适，影响生活质量，严重的还会致残。那么老年人平时应该怎么做才能更好地保护自己的关节呢？

骨关节炎的预防要从合理运动开始。对关节最健康的运动方案是：

◆ 每天进行30分钟、中等强度的体育锻炼，每周不少于5天。还要注意不要长期进行爬山运动，减少爬楼梯次数，避免蹲着擦地板等膝关节费力的动作。

◆ 老年人上楼梯，频率不要太快，更不要一次迈两三个台阶，最好上楼梯时手扶着栏杆，等双脚踩在同一台阶后再迈下一步。

◆ 锻炼应该在不负重或少负重情况下进行。游泳对膝关节是很好的运动。游泳时在漂浮状态下各个关节都很放松，是在不负重情况下的关节和肌肉活动，不仅对关节有益，对提高心肺功能也有好处。

◆ 老年人还应避免过久站立或长距离步行，必要时应使用手杖以减轻受累关节负荷。

◆ 肥胖对于关节负重是额外的负担，所以老年人也应注意控制体重，避免体重过重造成对关节不必要的负重。

温馨提示

对于已经患有骨关节炎的老年人，仍应遵从上述保护关节的方法，科学"节约"地使用关节。合理锻炼和控制体重不仅是预防也是治疗骨关节炎的重要方法。

（郏 蓉 刘 杰 阿如娜 李 婷）

第 8 章

老年人营养

蛋黄该吃不该吃？

很多血脂高的老年人，谈"蛋黄"色变，吃鸡蛋必须把蛋黄剔出去，蛋黄真的很可怕吗？高脂血症患者到底能不能吃？

首先我们看看蛋黄与蛋清相比，二者营养成分有什么不同。

营养成分	蛋清	蛋黄
含水量	85%	52%
蛋白质	12%	15%
脂类	98% 在蛋黄。一个蛋黄的胆固醇含量约 285 毫克，占蛋黄脂类含量的 90%，其余 10% 含有卵磷脂。	
矿物质	主要存在于蛋黄中	
维生素	主要存在于蛋黄中	

从表中我们可以明显看出，鸡蛋中的绝大部分营养物质都存在于蛋黄之中。蛋黄中有很丰富的卵磷脂，对于儿童的大脑发育是非常好的，所以建议学龄儿童和处于青春期的学生每天吃一个鸡蛋。不仅如此，蛋黄中还有丰富的维生素 A 和维生素 B_2，对于用眼过度的学生和办公族来说，维生素 A 的补充十分必要。如果扔掉了蛋黄，鸡蛋的营养价值也将大打折扣。

然而，蛋黄的胆固醇含量约为 285 毫克，这使老年人常有所顾忌。那么我们正常人每天胆固醇的推荐摄入量是多少呢？不超过 300 毫克，如有高血脂或高胆固醇血症者，建议每天不超过 200 毫克。不过，需要强调的是，蛋黄中的胆固醇并不会被完全吸收，并且蛋黄中的卵磷脂具有降低血胆固醇的作用。因此，老年人中只有顽固型高胆固醇血症者，建议每天食用蛋黄少于 1 个。

温馨提示

蛋黄的营养价值比较高，健康老年人建议每天均要食用 1 个整蛋。顽固型高胆固醇血症的老年患者，建议两天吃一个蛋黄。

科学饮食，远离痴呆

人类的大脑组织是高度复杂的器官，而如果要让大脑功能运转正常则需要消耗血液循环中 1/4 的营养物质。如何科学饮食才能有效预防大脑的退行性变，防止出现老年痴呆呢？对于这个问题的答案，目前的研究结论尚不全面，大体总结如下。

- ◆ **每天食用少量坚果和种子类食物**
  - ◇ 建议每天食用坚果和种子类食物 20 ~ 50 克。
  - ◇ 坚果和种子类食物除了含有丰富的 ω-3 脂肪酸，还提供大量的硒和维生素 E，适量食用有益大脑健康。
- ◆ **适量补充维生素 B_6、B_{12} 和叶酸等维生素**
  - ◇ 这些维生素在维持神经系统的正常功能方面

发挥着极其重要的作用，有助于提高注意力和记忆力，活跃大脑功能，稳定情绪，帮助睡眠，使人精力充沛。

◇ 叶酸的主要食物来源包括动物肝、肾、蛋类、鱼类、豆类、酵母、绿叶蔬菜等；维生素 B_6 的主要食物来源包括白色肉类、肝、蛋黄、豆类和坚果等；维生素 B_{12} 的主要食物来源包括肉类、肉制品、动物内脏、鱼、禽、贝类及蛋类等。

◆ 减少富含胆固醇的食物摄入

◇ 选择胆固醇含量少的优质蛋白质食物摄入。

◇ 以深海鱼、虾替代红肉，在减少胆固醇摄取、增加蛋白质摄入的同时，还能补充DHA——人类大脑的"脑黄金"。DHA是脑细胞必需的营养物质，有助于延缓大脑萎缩、改善记忆力减退。

◆ 饮食清淡，多摄入蔬菜水果。

◇ 富含维生素C、维生素E、类黄酮等植物化学物质的食物，有助于减少大脑中的抗氧化损伤，如麦胚、坚果、豆类及豆制品、新鲜蔬菜水果等。

◆ 保证卵磷脂的摄入。

◇ 富含卵磷脂的食物包括大豆及豆制品、鱼脑、蛋黄、芝麻、山药、蘑菇、坚果等。

◆ 保证足量、优质的蛋白质摄取。

◇ 学习记忆过程与新蛋白质合成有关，脑内需要合成新蛋白质来巩固记忆。优质蛋白质首选鱼类、瘦肉、鸡蛋、乳类、大豆。

温馨提示

预防痴呆需在均衡饮食的基础上做到三多一少：多蔬果，多优质蛋白质，多坚果，少胆固醇。

红酒能软化血管？哪些老年人可以喝红酒

在营养门诊，经常有患者咨询饮酒的问题，都说红酒能软化血管，对于老年人，这红酒到底能不能喝，该如何喝？

红酒属于低度酒范畴，是用葡萄发酵而得，这个过程中会产生一些白酒及其他酒类中没有的成分。红酒最主要的成分是水和酒精，其余还包括糖、氨基酸、单宁以及一些微量元素。其中的糖和氨基酸、微量元素没有特殊的地方，而且含量不高，我们不能期望这些成分会对人体健康发挥重要作用。

红酒中含有的单宁却是其他酒类中很难见到的。单宁是存在于葡萄皮、梗中的物质，我们喝葡萄酒时涩涩的口感即来源于此。经过研究发现，单宁的确有软化血管、降血脂的作用，不过前提是每天摄入达到一定的量才能够实现这个目的。然而，喝红酒时摄入的不仅仅有单宁，也有危害身体的酒精。

其实，想要调节血脂、软化血管，不一定非得通过单宁来实现，很多食物和生活方式都可以达到这个目的。例如，每天保证 300 ~ 500 克蔬菜的摄入，多吃鱼虾类替代部分猪牛羊肉，增加橄榄油在烹调油中的比例等。当我们把膳食模式调整合理后，就会对血脂以及心脑血管产生更多的益处。

因此，常被提及的红酒健康益处大，更多时候是相对于白酒等其他酒类而言，与健康的生活方式与合理的膳食结构相比，那些健康益处相对有限，如果过量也可能带来健康隐患。例如，老年糖尿病患者空腹饮红酒，容易导致低血糖的发生；尿酸高的老年人，饮红酒过量容易诱发痛风的发作。

温馨提示

红酒的健康作用相对有限。平时无饮酒习惯的老年人，不建议通过每天额外喝红酒来"降血脂、软化血管"。

🌀 老年痛风患者如何科学忌口？

70岁的李大爷拿着尿酸值升高的化验单来到门诊，跟医生抱怨道：自己一直饮食清淡，从不胡吃海塞，体型也不算胖，怎么就高尿酸了呢？那些鱼、豆腐、肉、花菜还能吃吗？导致老年人尿酸高的原因到底是什么？

我们要知道老年人痛风有其自身的特点：

- ◆ 女性的发病率明显增高，主要跟老年女性体内激素水平下降有关。
- ◆ 人体80%的血尿酸是体内代谢生成，只有20%来自饮食。老年人高尿酸发生的机制多因为体内嘌呤代谢出现问题，生成尿酸增多，或者排泄尿酸减少导致，因单纯高嘌呤饮食导致的高尿酸血症相对于其他成年人群较少。
- ◆ 某些药物治疗的副作用引起高尿酸血症。

◆ 通过严格控制饮食有助于控制因膳食模式不当引起的高血尿酸水平，可以降低 70 ～ 90 μmol/L 血尿酸。

由此可见，老年人的血尿酸值不一定与体型肥胖、高嘌呤膳食模式相关。一些体型消瘦的老年人，原本就摄入不足、营养不良，如果因为尿酸高而过度控制食物种类和数量，势必会加重其营养不良。所以，针对老年痛风及高尿酸血症患者，我们会适当放宽要求，给予如下建议：

◆ **避免酒精、浓茶、咖啡。**
  ◇ 不论红酒、啤酒、白酒，均需避免过量，因为酒精代谢会使血乳酸升高，竞争性抑制尿酸的排泄，同时啤酒本身含有大量嘌呤，易诱发痛风发作。
  ◇ 浓茶和咖啡均不利于尿酸排泄，建议少喝或不喝。
  ◇ 对于苏打水、白开水、淡茶水等饮品可以适当多选择，以促进尿酸的排泄。无心力衰竭或肾衰竭的痛风老年人，一般建议每天喝水至少 2000 毫升。
◆ **远离极高嘌呤食物（嘌呤 150 ～ 1000 毫克 /100 克食物）。**
  ◇ 对于痛风患者，尤其在急性发作期，动物内脏、凤尾鱼、沙丁鱼、浓肉汤等极高嘌呤食物，还是需要绝对忌口的。

- **高嘌呤食物（嘌呤 75 ～ 150 毫克 /100 克食物）可以适量食用。**
  - 高嘌呤食物包括扁豆、肥肉、贝类、禽类、熏火腿等。但应避免摄入过量，如进食半斤以上的扇贝及其他海鲜，易导致痛风发作。
- **低嘌呤食物（嘌呤少于 75 毫克 /100 克食物）可以正常量食用。**
  - 低嘌呤食物包括全麦、带皮谷物、干豆类、青豆、菠菜、蘑菇、菜花、四季豆等。目前的循证医学证据表明，以上植物性食物中的嘌呤导致血尿酸值升高的证据不足，一般不引发痛风发作。
- **嘌呤含量很少或不含嘌呤食物可以放心食用。**
  - 此类食物包括精白米、富强粉、苏打饼干、各种蛋类、乳类、各种水果，蔬菜类有卷心菜、胡萝卜、芹菜、黄瓜、茄子、橄榄、莴苣、刀豆、南瓜、西葫芦、土豆等。
- **合理的烹调方法可以减少食物中嘌呤含量。**
  - 将肉类食物煮后弃汤再行烹调。
  - 采用蒸、煮、炖、烩、熬等方法显著减少烹调用油量。
- **调味品应避免过多食用。**
  - 辣椒、胡椒、花椒、芥末、生姜等调料均能兴奋植物神经，可能诱发痛风急性发作。
- **要低盐饮食。**
  - 痛风患者易患高血压和肾病，应限制钠盐摄入，建议每天 3 ～ 5 克。

温馨提示

　　本来饭量就少的老年人如果出现血尿酸升高，应适当放宽低嘌呤的饮食标准，食物多样化有助于保证老年人的营养状况。过于严格地控制饮食对于老年人降尿酸效果不一，反而容易加重其摄入不足和营养不良。

营养不良：老年人如何对自我营养状态进行简易评估？

　　俗话说"家有一老，如有一宝"，如果您家的老人每天都在为"吃不吃""吃什么""怎么吃"而左右为难，或者出现以下症状之一，均说明老人的饮食营养已经不是照搬养生节目的健康食谱那么简单了，而是需要科学专业的指导。

◆ 近期 1～3 个月体重下降超过 5%，或体重增幅较大。

- ◆ 1 周内进食量明显减少、食欲不振、轻微恶心、呕吐、腹胀。
- ◆ 慢性便秘或排便费力、腹泻。
- ◆ 血糖波动、饮食控制不佳。
- ◆ 吞咽困难、反酸、烧心。
- ◆ 骨质疏松、乏力易跌倒。
- ◆ 肥胖或明显消瘦。
- ◆ 其他老年慢性病，如高血压、冠心病、贫血、慢性肾病、肿瘤、高尿酸血症等。

除此之外，这里介绍几个简单的身体测量指标，方便老年人初步评估营养状况的变化：

- ◆ **身高。**
  - ◇ 骨质疏松作为一种增龄性疾病，主要症状有骨痛、驼背、脆性骨折等，而身高的缩短是最早出现的症状之一。因此从预防骨质疏松的角度来讲，老年人每半年监测一次身高是很有必要的。
- ◆ **体重。**
  - ◇ 体重测量简单易行，晨起、空腹、排空大小便、着轻便衣服进行测定即可。
  - ◇ 体重的变化可以直接反映近期的营养状况，比如 1 个月内体重丢失超过 5%，或者体重指数（BMI）< 18.5 kg/m^2，均表示您此时具有营养风险，即可能存在因营养不良导致不良预后的风险。

◇ 体重指数（BMI）＝体重（kg）/ 身高^2（m^2）。我国成人 BMI 的正常范围是 18.5 ～ 24.0 kg/m^2，老年人的 BMI 建议为 20.0 ～ 25.0 kg/m^2。

◆ **上臂围和小腿围。**有些长期卧床或胸腔积液、腹水的老年人无法测得实际体重，可考虑测量上臂围和小腿围。

◇ 上臂围测量方法：上臂自然下垂，找肩峰（肩膀最高点）和肘窝两点间连线的中点，用软尺在此处水平绕臂一周进行测量。测量时松紧要适当，误差不得大于 0.1 厘米。上臂围的正常参考值为：老年男性（26.4±3）厘米，老年女性（25.6±3）厘米。

◇ 小腿围测量方法：小腿自然放松与地面垂直，用软尺在小腿围度最大的部位进行水平测量。成人正常值应大于 31 厘米。

◇ 上臂围和小腿围能体现人体的肌肉储备和营养状况，若低于正常范围或短期内减少 1 厘米以上，均表明营养不良。

温馨提示

老年人因身体各项机能退化，很容易出现营养不良，并且易被忽视，认为这是正常的衰老过程。因此，需留意身高、体重、上臂围、小腿围、进食量等营养指标，出现异常需及时就诊。

老年糖尿病患者科学主食，是控糖的关键

作为一名营养科医生，在临床工作中遇到最多的一类疾病就是糖尿病。糖尿病患者最常见的困扰是不知道该如何吃主食才能控制好血糖，以为得了糖尿病就是要"少吃饭，多吃菜，主食能少吃就少吃"，真的是这样吗？老年糖尿病患者究竟该如何正确选择主食？首先，跟大家说说老年人关于主食的常见误区。

主食的错误打开方式

◆ **不敢吃主食，担心血糖高。（×）**

◇ 长期过少的主食摄入可能导致两种后果：一种是总热量不够，以蛋白质、脂肪来凑，后两者过量分解，短期内会出现饥饿性酮症，长期如此致身体消瘦、营养不足；另一种是由于主食吃得很少，患者往往认为自己已经控制了饮食量，从而对油脂、零食、肉蛋类食物不加控制，使每天摄入的总热量远远超过需求量，血糖控制不佳的同时还易并发高脂血症和心血管疾病。

◆ **无糖点心不升血糖，可以"放心"吃。（×）**

◇ 无糖点心是指在制作过程中不单加蔗糖、麦芽糖等小分子的糖类，或者用木糖醇、阿斯巴甜等甜味剂替代天然蔗糖等，但这些点心本身含有的糖、淀粉一点也没有减少，有些点心如桃酥、沙琪玛等不但是精细的淀粉，同时还含有大量的黄油或植物油，热量高，过多摄取容易升血糖。所以，无糖点心要当心，不可放肆吃。

◆ **芝麻、核桃、五谷杂粮磨成粉吃。（×）**

◇ 这种吃法对于消化功能下降的老年人来说其实是不错的选择，能够增加摄入食物的种类，更利于咀嚼、消化、吸收。但不建议老年糖尿病患者长期用此类粉剂替代正常形态的杂粮和坚果，因为经过碾碎后的杂粮更容易升高餐后血糖，尤其和坚果等高热量的食物一起冲调食用，导致过高热量的集中摄取，反而不利于餐后血糖的控制。

主食的正确打开方式

◆ **定时定量吃主食（√）**

◇ 定时定量吃饭是药物或胰岛素控糖过程中最重要也是最基础的营养治疗原则。简单地说需要做到：一日三顿正餐，0～3顿分餐（根据食量、血糖值等个性化设置），每顿正餐间隔4小时以上，相对固定餐点以及每顿正餐的主食量。一般身高150厘米以上的老年人，每天主食总量不少于150克。

◆ **适当粗细搭配，吃膳食纤维丰富的全谷类主食（√）**

◇ 全谷类食物俗称粗粮，主要包括玉米、小米、黑米、高粱、燕麦、荞麦等。与精白米面等细粮比较，粗粮控糖效果是毋庸置疑的，粗粮中丰富的膳食纤维是主要的控糖功臣。因此，老年糖尿病患者的主食应做到粗细搭配，具体粗细比例要因人而异。有胃食管反流或消化性溃疡的老年人，吃过多粗粮可能加重反酸、烧心、上腹不适等症状。

◆ **熬粥的正确方式让血糖指数降下来（√）**

◇ 各类粥品是老年人的最爱，细软好消化，可是如果血糖高，尽量避免食用大米粥，尤其是熬煮时间过长、过于黏稠的粥，可以少量食用小米粥、棒渣粥、燕麦牛奶粥、杂豆粥。总之，粥类熬煮时间不宜过长，淀粉糊化后更易吸收入血，升高餐后血糖。

◆ **根茎类菜当主食吃（√）**

◇ 土豆泥、蒸山药、莲藕排骨等都是老年人喜欢吃、嚼得动的菜品。不过，血糖高的老年人可要记住了，土豆、山药、芋头、紫薯、莲藕等根茎类的菜，一定要当主食来吃，或者当配菜少量摄取，这样才能控制好血糖。

◆ **口袋常备点心，预防低血糖（√）**

◇ 对于使用胰岛素的糖尿病患者或活动量偏大的老年人，需在身边常备一些点心，以备不时之需，预防低血糖的发生。选用无糖点心或糖果、巧克力、面包片、饼干等均可，但这些食物不能作为糖尿病患者的常规加餐而每天食用，只能用于预防或改善低血糖症状。

温馨提示

老年糖尿病患者对于主食应定时定量、粗细搭配、少食多餐；控制好血糖的同时，还需预防低血糖的发生。

得了肾病就不能吃豆制品了?

老年肾病患者中，不敢吃豆腐、喝豆浆的大有人在，医生会告诉他们：当肾功能下降到一定程度时，需控制蛋白质的摄入量。因为蛋白质在人体内被吸收利用后会产生含氮的代谢产物，也是尿毒症毒素的主要成分之一。而动物蛋白相对于植物蛋白，必需氨基酸的种类全，含量高，生物利用度好，从而产生的代谢废物少，因此肾病及慢性肾功能不全的患者更推荐选择优质动物蛋白。不过，像豆制品这样的植物蛋白是否应该严格限制呢?

大豆蛋白虽然是一种植物蛋白，但它所含必需氨基酸的种类和含量与动物蛋白相似，消化吸收率比较高，对肾的负担相对较小，因此大豆蛋白是植物蛋白中唯一能与动物蛋白相比拟的优质蛋白。

豆类食品那么多，制作出的豆制品更是千变万化，老年人本来吃得就少，不建议将豆类食物一刀切，全部拒之门外。下面按类别跟老年朋友说说得了肾病如何选择豆制品。

◆ **黄豆、黑豆、青豆（毛豆）**

◇ 这些是实实在在的优质蛋白，且几乎不含胆固醇，同时富含维生素B、E和大豆异黄酮等，对于多种慢病加身的老年人是很好的食材，合并肾病的老年人也可适量选用。

◇ 大豆因含有水苏糖、棉子糖等不易被肠道消化的物质，消化功能较弱的老年人食用后容易腹胀、消化不良。

◇ 大豆中钾、磷的含量非常高，未透析的肾病患者，或者已经有高磷血症、高钾血症的患者，需要禁用大豆或在医生指导下少量选用。

◆ **红豆、绿豆、豇豆**

◇ 虽然也叫"豆"，但这些"杂豆"并不属于大豆家族，它们的主要成分是淀粉类，其中的蛋白质属于非优质蛋白，钾、磷、嘌呤含量也较高，肾病患者要尽量少吃。

◇ 对于老年人，尤其进食量很少的肾病老年人，可食用杂豆粥，但应该在营养医师的指导下控制全天总的蛋白质摄入量。

◆ **豆浆**

◇ 老年肾病患者每天200毫升左右豆浆，是相对安全的。

◇ 对于合并高尿酸血症的老年人，豆浆也不是绝对禁忌，国内最新的专家共识也认为豆浆、豆腐等豆制品并不会明显增加尿酸升高的风险。

◆ **豆腐（南北豆腐）**

◇ 大豆制作成豆腐后营养价值得到了优化，去掉了胀气因子，下调了钾、磷、蛋白质的含量，更适合肾病患者食用，是老年人优质蛋白质的良好来源，推荐肾病老年人适量食用。

◆ **腐竹、油豆皮、豆干**

◇ 这些豆制品是大豆的浓缩产物，每100克腐竹含蛋白质44.6克，虽属于优质蛋白，但肾病患者应该限量食用，切勿过量。

◇ 此类食材中的钾、磷含量也不少，电解质紊乱的患者需遵医嘱选用。

温馨提示

◆ 大豆及其制品均属于优质蛋白食物，大部分老年肾病患者可适当选用。

◆ 食量大的老年人需在营养医师的指导下选择各类豆制品及其食用量，控制全天总的蛋白质摄入；进食量本就少的老年人应鼓励其适量进食容易消化吸收的豆制品。

◆ 未透析及电解质紊乱的晚期肾病患者，食用豆浆、南北豆腐相对更好，避免过量食用黄豆、豆腐丝、油豆皮、腐竹等。

肾病患者如何吃主食

很多慢性肾功能不全的患者不敢多吃，尤其米面、肉、蛋、豆腐等食物，生怕肌酐因此升高，再加上肾病本身毒素介导的食欲低下，慢性肾病的老年人很容易出现营养不良，进一步加重肾功能的恶化。

肾是人体的"垃圾处理站"。对于肾病患者，足量且正确的主食摄取是保护残存"垃圾处理功能"的重要措施。因此，我们来谈一谈老年肾病患者应该如何吃主食。

◆ **必须吃足量的主食**

　◇ 以米面为代表的主食提供了人体50%～60%的热量。在低蛋白饮食的基础上只有热量充足，食物中的蛋白质才能被充分利用，"垃圾处理"的效率才不至于进一步下降。

　◇ 一般体型的老年人全天应摄取150～250克（生重）主食。

◆ **哪些主食应该少吃**

　◇ 蛋白质的"质与量"影响肾病患者的肾功能，低蛋白、优质蛋白饮食是此类患者的基本营养治疗方案。减少全天总的蛋白质摄取量，进而减少蛋白质分解代谢的废物蓄积在血中并形成尿毒症的主要毒素成分如尿素、肌酐等，可延缓肾功能不全的进展。

◇ 优质蛋白是指氨基酸评分高及生物学价值高的蛋白质，如蛋、奶、肉、豆腐属于优质蛋白食物，而精白米面、粗杂粮、杂豆里的蛋白质属于非优质蛋白。为了延缓病情进展，肾病患者优质蛋白的摄取比例至少为50%。这就要求相对减少普通精白米面、粗粮、杂豆以及某些高蛋白质蔬果如菌类的摄取。

◆ **用特定主食来替代**

◇ 热量高、蛋白质含量低的根茎类食物，如土豆、山药、芋头、藕粉、粉丝、粉皮、南瓜，是肾病患者良好的主食替代物。但老年肾病患者易合并糖尿病，需更加精准和个体化进行以上食材量的制订。

◇ 麦淀粉：是通过工业化技术将小麦粉中的蛋白质抽提去掉，使其蛋白质含量从9.9%降至0.6%以下。麦淀粉黏性较差，制作面点时需要一定技巧，且需趁热食用，否则变硬口感极差。

◇ 低蛋白大米、低蛋白面粉：通过育种种植或生物加工等技术手段，使大米中的蛋白质含量降低，同时去掉了其中的磷、钾等矿物质，非常适用于合并高磷血症、高钾血症的慢性肾病患者。在大型超市或一些网络商城上均能方便购买到低蛋白大米或面粉。

温馨提示

　　老年慢性肾病患者一定要重视主食及热量的充足摄取，尽量用低蛋白主食食材来替代普通米面，长期坚持能有效延缓肾病的进展。

丰富糖尿病患者的餐桌

　　患有糖尿病的老年人经常在一起交流饮食经验，关于糖尿病患者能不能吃水果是常见的交流话题。有的人认为，水果含糖高，绝对不能吃，得忍；有的人却认为自己蔬菜水果吃得都多，血糖也不高，可以放心吃。这蔬果到底吃还是不吃，该听谁的呢？

　　让我们看看《中国糖尿病膳食指南（2017）》里，专家是怎么建议的：多吃蔬菜，水果适量，种类、颜色要多样！文字很精炼，展开来说，老年糖尿病患者注意以下几点，既能饱了口福，血糖也能控制在理想范围：

◆ **绿叶蔬菜吃"一捧"**

◇ 卷心菜、芹菜、油菜、菠菜等，建议每天至少

　　　　吃两只手能够抓住的蔬菜量。

◆ **水果吃"一拳"**

◇ 每天水果量是 1 个拳头大小的量，并且尽量在两餐中间加餐吃水果，如上午 9 时到 9 时半，下午 3 时到 4 时，晚上睡前 9 时左右为宜。

◇ 当餐后血糖值 10 mmol/L 以上，建议吃低糖水果或蔬菜，如黄瓜、西红柿、猕猴桃、柚子、苹果等；当餐后血糖值 15 mmol/L 以上，建议停用水果。

◆ **根茎类蔬菜当主食吃**

◇ 土豆、山药、芋头、紫薯、藕、玉米等属于根茎类蔬菜，因其淀粉含量高，需要替换主食来吃，比如您这顿饭吃了 4 两左右的土豆，主食应在原量基础上少吃半两，这样才能控制好血糖。

温馨提示

　　水果中含有丰富的维生素、矿物质及膳食纤维，这些对糖尿病患者都是有益的。糖尿病患者在血糖得到良好的控制后，可以少量、规律地进食水果，而不必一概排斥。蔬菜更应该种类丰富，增加摄入量，富含膳食纤维的混合性饮食更有利于控制血糖，尤其是餐后血糖。

贫血要"补血"吗？

王阿姨今年 66 岁，面色苍白，近 2 个月间断出现头晕、乏力，去医院检查血常规后医生告诉她这是贫血导致的。那么，什么是贫血，什么原因导致的贫血，又该怎么"补血"呢？

贫血是指一定容积的血液内红细胞计数、血红蛋白量以及血细胞比容低于正常标准。通常通过血常规检查的化验单就可以发现，王阿姨的血红蛋白低于正常值，因此考虑贫血。

★ RBC	红细胞	3.38	↓	3.50 ～ 5.50	$\times 10^{12}$/L
★ HGB	血红蛋白	102	↓	110 ～ 160	g/L
HCT	血细胞比容	0.300	↓	0.370 ～ 0.500	L/L
MCV	红细胞平均体积	70	↓	80 ～ 94	fL
MCH	平均血红蛋白量	20	↓	27.0 ～ 32.0	pg
MCHC	平均血红蛋白浓度	300	↓	320 ～ 360	g/L
RDW	红细胞体积分布宽度	13.2		10.0 ～ 15.0	%

血红蛋白是判断贫血的常规指标，它是血液中的"运送车"，负责将氧气送到需要的部位。因此，一旦血红蛋白浓度降低不能满足机体需求时，就会出现面色苍白、无力、疲倦等缺氧症状，即我们所说的"贫血"。

◆ 成年女性血红蛋白低于 110 克/升，成年男性低于 120 克/升可认为贫血。

◆ 按照血红蛋白的降低程度，90 ～ 120 克/升是轻度贫血，60 ～ 90 克/升是中度贫血，30 ～ 60 克/升是重度贫血，< 30 克/升是极重度贫血。

患者可表现为皮肤苍白、疲倦、乏力、头晕、耳鸣、记忆力减退、思想不集中等。严重贫血患者还可能出现心绞痛、心力衰竭。

究其贫血的原因，**一是造血所需要的营养物质缺乏导致的贫血**。常言道，巧妇难为无米之炊，当铁、维生素 B_{12}、叶酸和蛋白质等原材料缺乏时，就会导致红细胞合成异常，引起缺铁性贫血、巨幼红细胞性贫血等。**二是自身造血功能存在问题导致贫血**。造血原料有了，但如果"骨髓造血工厂"生产线、车间出现故障，也没有办法合成红细胞，常见骨髓造血功能障碍。**三是溶血性贫血**。人体生产出的红细胞被大量破坏也可导致贫血。可以在"骨髓造血工厂"原位破坏或者运送到血液中被破坏。

以上贫血原因中，**以缺铁性贫血最常见**。通常是因为铁原料不足、铁吸收障碍或者慢性失血等原因，导致体内贮存铁耗尽，继而红细胞内铁缺乏从而引起贫血。那么，引起缺铁性贫血的常见原因有哪些？

首先是失血。

◆ 消化道出血。

◇ 一些消化道疾病，如消化性溃疡、炎症性肠病等导致胃肠道黏膜受损，引起失血。

◇ 一些消化道肿瘤，如胃癌、结肠癌，也可导致出血。尤其是无明显诱因出现消瘦的患者，化验大便潜血阳性，就应该警惕消化道肿瘤，尽快就诊。

◆ 女性月经量过多，久之出现贫血。

◆ 其他部位的出血：

◇ 尿道出血时可以有肉眼血尿，呼吸道出血可以出现血痰和鼻衄，这些可引起缺铁性贫血，

◇ 一些透析患者也可能出现贫血，主要与透析过程中红细胞被破坏有关。

其次是铁的吸收异常。

◆ 各种原因导致铁在胃肠道吸收减少，引起缺铁性贫血。例如，麦胶性肠病、萎缩性胃炎，可以影响铁吸收导致缺铁性贫血。

◆ 消化道手术也会影响铁吸收，尤其是胃切除手术的患者。

◆ 某些食物如咖啡、浓茶、菠菜等也会影响铁的吸收，对于缺铁性贫血的人尽量避免摄入。

◆ 一些药物如质子泵抑制剂、H_2受体拮抗剂等由于可以降低胃内的 pH 也可影响铁的吸收。

缺铁性贫血会有哪些表现？

除了头晕、乏力、面色苍白等常见症状外，一部分人可出现脱发、头发干燥易损，皮肤粗糙，心慌、心绞痛，舌头萎缩。少部分人可以出现晕厥，吞咽困难，指甲板表面变平、边缘翘起，甚至会出现异食癖，去吃泥土、纸片这些东西。

得了缺铁性贫血怎么办？"缺什么，补什么"。对于缺铁性贫血，**去除病因、治疗原发病是最重要的。** 同时，需要充分补铁。补铁的方式分两种，口服铁剂和饮食补充。

- ◆ **口服铁剂为首选。** 口服铁剂包括硫酸亚铁、富马酸亚铁、琥珀酸亚铁、多糖铁复合物等。治疗中应注意以下几点：
  - ◇ 服用铁剂时会有恶心、呕吐的副作用，因此最好在餐后服用，这样可以减少对胃肠道的刺激。
  - ◇ 忌与咖啡、茶同时服用，否则不易被吸收。
  - ◇ 在血红蛋白完全正常后，仍需继续补充铁剂3～6个月，目的是补足体内贮存铁。
- ◆ **还需要调整饮食。**
  - ◇ 多吃含铁丰富的食物，如肝、红色瘦肉、鱼禽动物血、蛋奶、硬果、干果（葡萄干、杏干、干枣）、香菇、木耳、蘑菇、海带及豆制品、绿叶蔬菜等。
  - ◇ 多吃富含维生素C的水果蔬菜，促进铁的吸收。
  - ◇ 合理安排餐次，食欲差的患者可少量多餐进食。

温馨提示

老年人如果出现缺铁性贫血，化验大便出现潜血阳性，应该警惕消化道肿瘤的可能，如胃癌、结肠癌等，建议尽快就诊，完善检查。

🍎 老年人营养支持的途径有哪些?

老年住院患者中营养不良的发生率很高,营养支持和治疗作为临床治疗的一部分,越来越受到重视,但仍然有一些患者或家属不能理解:为什么要给我下鼻胃管? 吃不下饭输点氨基酸就好了吧? 对于住院患者及家属,需要了解自己有哪些营养支持的途径可以选择;至于患者此时该选哪一种,如何进行营养治疗? 需要相信并配合你的专业医生。

营养支持是指经消化道或各种静脉途径为患者提供较全面的营养素。根据这个定义,我们不难知道老年人的营养支持途径主要包括肠内营养和肠外营养。

肠内营养有两种形式:经口营养补充与管饲。

◆ 口服是最安全、经济且符合生理的肠内营养支持方式,20世纪70年代,商业化经口营养补充剂开始用于临床,该类产品主要是含有多种营养成分的液态、半固体或粉状的肠内营养剂,能提供完全的或模块式(组件)的营养素,通常经口服补充,也可作为人体唯一的营养来源。对于已存在或可能发生营养不良的老年患者,在饮食基础上给予经口营养补充剂治疗,可增加其氮及能量摄入,有助于减少肌肉流失、改善营养状况和提高生活质量。

◆ 若经口饮食达不到需要量的50%,则需要管饲喂养,通常是鼻胃管或鼻肠管。如果预计鼻饲时间超过半年,比如一些老年痴呆、卒中后吞咽障碍的患者,也可考虑做经皮胃造瘘或经皮十二指肠造瘘（饲养管道不经鼻和食管，而是直接在腹部）。尽管有些老年人无法接受营养液是经鼻或腹部的管子输进去的，而不是经口"吃"，但这几种管饲方法能有效地保证患者长期足量的营养供给，维持相对较长的生命周期。

在老年患者中营养支持应首选肠内营养，但当肠内营养不能满足营养所需、有肠内营养应用禁忌、患者不能耐受鼻导管、老年患者神志不清或合并其他神经系统疾病，以及年龄相关胃肠道吸收率下降等因素存在时，则选择使用肠外营养。大家熟知的静脉输葡萄糖、氨基酸，就算肠外营养的一种。但老年人进行肠外营养比中青年患者更容易出现并发症，比如意识障碍、血容量急剧变化、心力衰竭、电解质紊乱等。因此，是否进行肠外营养，需要医生的全面评估和权衡，并且在使用肠外营养期间需要定期且更加严密的监测以及精心的护理。

温馨提示

对于严重消瘦、肿瘤晚期、痴呆、吞咽障碍等状态下的老年人，保证营养供给途径的通畅和持续性是至关重要的，饭吃不够量，先考虑经口营养补充剂治疗，仍然不够，考虑管饲喂养，最后才考虑肠外营养治疗。

（柳　鹏　王勃诗）

第9章

老年人用药

老年人用药应该注意哪些问题？

上了年纪之后，各种老年慢性病也找上门，老年人吃的药也越来越多。有人说："老年人吃药越全越好，这样才能把病治好。"也有人说："老年人用药应该越少越好，是药三分毒！"似乎每一种说法都有各自的道理，但是老年人用药到底应该注意哪些问题呢？

首先，并非所有的疾病都需要药物治疗。 某些老年人常见的问题，可能不必急于服药，如食欲减退、睡眠障碍或关节疼痛，可以先观察病情，了解出现不适的原因。例如，食欲减退是否因为天气炎热所致，睡眠障碍是否与心情和生活环境变化有关，关节疼痛是否与久坐、久走或久站有关。如果通过生活方式的调整、按摩或休息等物理治疗方法得以缓解，就不需服药。

其次，老年人应该了解各种药物的治疗目的、服药时间、具体剂量、注意事项等，尤其是在加用新的药物时，更应注意观察疗效和药物不良反应。 例如，老年高血压患者应该定期监测血压，根据血压的变化，请医生及时调整用药。在就诊时，也应该告知医生所有的用药情况，以避免重复用药。曾有老年人因高血压，慕名到多个专科医院就诊，不同的专家处方了不同的降压药物，患者均遵嘱服用后不久就出现了头晕，在综合医院就诊后，医生发现这位老年人存在重复用药的问题，导致血压过低，引起头晕。因此，若出现不适，应该想到是否与用药相关，及时与医生沟通，由医生判断是否停药或改变治疗方案。

再次，服用药物的剂量需要个体化调整。 老年人肝、肾功能随年龄增长有所减退，对药物的敏感性也与年轻人不同，同样的治疗剂量下，老年人更容易出现药物不良反应。因此，医生会根据老年人的肝、肾功能和疾病情况进行个体化调整。切忌照搬别人的用药剂量。

最后，切勿擅自停药、减药、换药。老年人需要长期或终身服用的药品，如降压药、降糖药、调脂药等，这些药物不可私自停药或擅自更换其他药物。每种药物有其适应证和禁忌证，并非适合自己，不经过医生或药师的指导而自行停药、减药、换药、增加药物剂量或种类，有可能加重或耽误病情。

温馨提示

遵医嘱用药是确保老年人用药安全有效的基础，明确用药目的、服药剂量、服药方法、服药疗程及注意事项，有助于提高疗效且避免药物不良反应。老年人不可根据他人用药经验擅自加量、换药或停药，用药过程中出现不适，应及时咨询医师或药师。

老年人用药为什么要注意时间？

咨询1：您帮我看看，我取了好几种药，有降压药硝苯地平缓释片，降血脂药辛伐他汀片，都是每日服药1次，应该先吃哪个？早上吃还是晚上吃呢？

咨询2：这段时间我胃不太好，开了一些胃药，您看看这个多潘立酮片是餐前还是餐后吃呢？

咨询 3：这个药物茶碱缓释片我每天要吃 2 次，中间间隔多久比较好呢？

这些都是常见的用药咨询问题，很多老年人对于服药时间感到困惑，不知道该何时服药。的确，临床上许多药物都有一个最适宜的服用时间。

有些药物需要在特定的时间服用，其目的是为了达到最大的治疗效果。例如，

◆ 很多老年人服用的他汀类调脂药，它主要通过抑制胆固醇合成的一种酶来降低胆固醇水平，而这种酶在夜间最为活跃，因此**大多数他汀类药物要求睡前服用**，以达到最佳的调脂效果。

◆ 老年人的血压一般会在早晨出现一个高峰值，为避免血压波动造成的不良影响，一般推荐**降压药物早晨服用**。

◆ 糖皮质激素类药物作为激素替代治疗时也应该早晨服用，这符合正常生理状态下激素的分泌曲线。

◆ **抗抑郁药通常在早上服用**，因为大多数患者抑郁表现晨重晚轻。

还有一些药物要求在特定时间服用，则是为了避免不良反应。例如，

◆ **利尿剂多在早晨服用**。若晚上服用，可能因夜尿次数增加，影响老年人睡眠质量，并增加跌倒风险。

- ◆ **甲状腺激素、茶碱类药物也应该在早晨服用。**此类药物有兴奋的副作用，若晚上服用会导致老年人失眠。
- ◆ **左甲状腺素钠片应早晨空腹服用**，避免食物影响药物的吸收。
- ◆ **抗过敏药物通常在睡前服用**，白天服用会出现困倦，可能会影响工作和生活。

"药是饭前吃还是饭后吃"是经常提出的疑问。通常，口服给药的时间有空腹、餐前、餐中、餐后、清晨、睡前等几种类型。

- ◆ **空腹**：餐前 1 小时或餐后 2 小时服用。
- ◆ **餐前**：饭前 15 ～ 30 分钟服用。
- ◆ **餐中**：进餐少许后服药，药服完后可继续用餐。
- ◆ **餐后**：饭后 15 ～ 30 分钟服用。
- ◆ **清晨**：早上服（早餐前或早餐后）。
- ◆ **睡前**：睡前 15 ～ 30 分钟服用。

温馨提示

在正确的时间服用药物，对药效的发挥及减少不良反应发生都具有重要意义，因此，建议老年人应注意服药的时间。此外，有些药物的服用时间可能需要根据病情进行个体化的调节，如降压药物可根据血压变化情况调整至下午，空腹服药时胃肠道不耐受的老年人可在医生或药师指导下调整至饭后服用。

老年人吃药为何不能图方便"一把吞"？

张奶奶同时患有多种慢性病，每天都需服用各种药物，比如阿司匹林肠溶片、奥美拉唑肠溶片、阿仑膦酸钠片、左甲状腺素钠片、碳酸钙和维生素 D 等，张奶奶为省事儿，常常把所有药物一起吃掉。殊不知张奶奶这样的服药方法是不正确的，存在一定的用药风险。

◆ 首先，"一把吞"的服药方式，忽略了不同药物的最佳服药时间，可能达不到最佳药效。例如张奶奶服用的药物中，阿司匹林肠溶片、奥美拉唑肠溶片宜饭前吃，阿仑膦酸钠片和左甲状腺素钠片宜空腹吃，而碳酸钙和维生素 D 餐后服用效果更佳，这些药物只有按照医嘱分别服用才能达到理想的治疗效果。

◆ 其次，"一把吞"也有可能让多种药物之间"打架"，即发生药物相互作用，增加药物不良反应的风险。随着用药种类的增多，药物之间"打架"的现象也随之增加。据统计，5 种药物同服的不良反应发生率约为 3.5%，6 ~ 10 种约为 10%，10 ~ 15 种约为 28%，16 ~ 20 种约为 54%。

下面总结了一些药物之间常见的"打架"情况：

◆ 第一，药物之间配伍不当，降低治疗效果。
  ◇ 酸性药物（如维生素 C）和碱性药物（如碳酸

氢钠）不可一起服用，否则会产生中和作用，导致两药的疗效均降低。

◇ 氟喹诺酮类药物（如左氧氟沙星、诺氟沙星、环丙沙星、莫西沙星等）不能与含有钙、镁的药物（如钙片、铝碳酸镁）同时服用，否则会产生不溶性物质，影响两种药物的作用。

◆ 第二，影响药物的吸收，导致药效增强或减弱。

◇ 抑酸药物（如雷尼替丁、法莫替丁、奥美拉唑）会抑制胃酸的分泌，而碳酸钙的吸收需要胃酸，因此抑酸药物会影响碳酸钙的吸收，不建议同时服用。

◇ 治疗胃病的抗酸剂（如铝碳酸镁）可干扰多种药物的吸收。例如，抑制降糖药物（如格列美脲）的吸收，降低降糖药物的疗效；也可抑制调脂药物（如阿托伐他汀）的吸收，降低调脂的治疗效果。

◆ 第三，抑制药物代谢酶，导致作用增强或减弱。

◇ 老年患者心脏支架术后，需要长期口服具有抗血小板聚集作用的阿司匹林或氯吡格雷；而老年人常患胃病，又可能会服用一些抑酸药，如奥美拉唑。奥美拉唑可能会抑制氯吡格雷的代谢酶，在部分老年人中，有可能会导致氯吡格雷达不到预期疗效。

◇ 服用他汀类药物的患者，也应该注意尽量避免合用红霉素、克拉霉素等药物，因可能通过抑制肝酶代谢，发生相互作用。

◆ 第四，影响药物排泄，导致作用增强或减弱。

- 奎尼丁可使地高辛的排泌受到抑制，重吸收增加，因此导致地高辛的血药浓度明显增加。

◆ 第五，还需要提醒的是，**某些药物需特殊服药方法**，不能"一把吞"，否则可能影响药效发挥。

- 降糖药阿卡波糖，需在餐中嚼服。
- 心绞痛的急救药品硝酸甘油，需舌下含服。
- 降压药物硝苯地平控释片，需整片吞服。

温馨提示

老年人同时服用多种药物，不能图方便"一把吞"，应该遵循医师或药师指导，按正确的方法服药。

老年人定期输液"清洗疏通血管"有用吗？

张大爷六十多岁了，平时血压、血脂、血糖都高，属于比较典型的"三高"人群，常担心自己哪天会得脑卒中。他听别人说定期输液可以清理疏通血管、预防脑卒中，就记在心里面，隔一段时间就会去旁边的小门诊输一输液，"保养保养"。

其实很多老年人都存在张大爷这样的误解，认为定期输液能够疏通血管，预防脑卒中，但是事实上并非如此。

首先，所谓"清洗血管"的药物并不存在。实际上，很多老年人常用的活血化瘀中药制剂，或者扩血管药物，并不能"疏通"或"清洗"血管。这些药物的主要作用机制是扩张血管，降低血液黏稠度，改善血液循环，增加脑灌注。但是，这类药物不可能"疏通"血管，更不可能起到"清理"血管的作用。

其次，静脉输液也存在一定的风险。静脉输液是一种有损伤的操作，可能引起静脉炎、渗漏或外渗、输液反应；不恰当的输液，还可能会加重心肾负担，反而影响健康。

温馨提示

不提倡定期输液"清理疏通血管"，应根据病情需要，由医生确定治疗方案。

老年人用药为什么一般从小剂量开始?

张女士带妈妈到医院看病,经过医生的综合评估,给张女士的妈妈开了抗抑郁药物,并叮嘱老人一定从 1/4 片开始服用,连续几天后如果没有不舒服的情况可以增加至半片。回家后,张女士的妈妈希望自己低落的情绪及全身不舒适的感觉能够得到迅速改善,没有听医生的嘱咐,而是直接就服用了 1 片。谁知第二天就觉得头晕、乏力,之前的症状也更重了,她躺在床上不肯起来,也拒绝再服用任何药物。这可把张女士吓坏了,马上赶到医院询问医生为什么妈妈的病情吃药后反而更重了。

医生了解整个过程后告诉张女士,老人目前的状况应该是抗抑郁药物增加剂量过快导致的不良反应,与老人没有按医嘱服药有很大关系。抗抑郁药应该从小剂量开始服用,根据身体耐受情况逐渐加量,使老人对药物有一个逐渐适应的过程,这样即使出现了轻微的不良反应,老人也可以耐受并坚持服药。但像张女士妈妈这样急于康复,不按照医嘱,擅自增加服用剂量或服用次数,不仅容易出现比较严重的不良反应,还会降低用药依从性,可能使治疗陷入两难的处境。

实际上,不只是抗抑郁药物,对于老年人来讲,很多药物也建议从小剂量开始服用。

> 老年人常见的需要从小剂量开始使用的药物主要包括甲状腺激素药、抗抑郁药、降糖药、降压药、扩血管药物、抗癫痫药(如丙戊酸钠、卡马西平、加巴喷丁等)、镇静催眠药、阿片类镇痛药等。

老年人用药强调从小剂量开始,与老人生理功能减退、机体自身调节功能下降有关。例如，有的老年人在使用二甲双胍时，若初始给予成人的常规治疗剂量，很容易出现腹泻的症状，但若给予半量，腹泻发生率就会降低；老年人初次使用胰岛素时也应从小剂量开始，以避免低血糖的发生，这是十分重要的，因为低血糖对老年人来说可能会导致严重的后果。

　　老年人用药强调小剂量开始，还有一个原因，是由于个体差异的因素，每个人对药物的反应都是不同的，且老年人的肝、肾功能又随增龄而减退，是药物不良反应的高危人群，用药时更应谨慎。对于高龄、体重较轻、身体情况差的老年人更应酌情减量用药。

温馨提示

　　老年人用药一般从小剂量开始，视病情需要，酌情增加剂量，以最小剂量达到药物治疗的最佳效果。

为什么胶囊不宜打开服用？

　　李大爷最近受凉后一直咳嗽、痰多，呼吸科医生给他开了一些化痰的胶囊。回家后，李大爷感觉自己吞咽困难，胶囊壳很硬，不好消化，所以他在服药时，都把胶囊打开，服用里面的内容物。李大爷这种服用胶囊的方法可行吗？

胶囊是一种常见的药物剂型，一般硬胶囊都是由药物填充于空心胶囊中制成。药物的有效成分都集中在胶囊壳里面的颗粒或粉末中。李爷爷服用胶囊的这种做法实际上并不是我们提倡的。那么，药物为什么要做成胶囊呢？

◆ 首先，药物装入胶囊内是为了掩盖不良气味和味道，方便患者服用。若打开胶囊直接服用内容物，会有"难以下咽"的感觉，甚至引起恶心、呕吐等不良反应。如复方氨基酸口服制剂制成胶囊，就是为了掩盖氨基酸的"臭味"。

◆ 其次，有些药物遇酸不稳定，需要在肠内溶解发挥疗效，或是药物对胃黏膜具有刺激作用，此时均可将药物制成在胃内不溶解、只在肠道内溶解的肠溶胶囊。此时，肠溶胶囊是靠胶囊壳发挥肠溶的效果，若打开胶囊只服用里面的药物，可能导致药效降低或者发生不良反应。

随着药物制剂技术的发展，考虑到老年人可能存在吞咽困难的问题，胶囊也变得越来越人性化。现在越来越多的肠溶胶囊是靠胶囊内许多微球表面的膜来发挥肠溶效果的，这样只要不研碎或咀嚼微球，即使打开服用也不会影响它在肠道发挥作用。一般来讲，药品的说明书中会详细介绍肠溶胶囊是否可以打开服用。从药品的安全性和有效性方面考虑，建议老年人在服用胶囊时应尽量不打开，直接吞服。

此外，还有一些老年人喜欢干吞胶囊，这也是不提倡的，因为这种服药方法不仅会影响药物疗效的发挥，更可能对身体造成危害。老年人的唾液分泌减少，消化道湿润度不如年轻人，干吞胶囊容易导致胶囊附着在食管壁上，造成黏膜损伤甚至溃疡。正确的服法为先喝一口温开水，再用适量的温开水将胶囊送入。

温馨提示

　　用药前建议仔细阅读说明书的服药方法。如有特殊需要（例如无法吞服）或者对用药方法有疑问时，可以咨询医师或药师。

 ## 口服片剂可以掰开、研碎或咀嚼服用吗？

　　咨询1：老年患者，患有高血压，每天服用一片硝苯地平控释片，但是到了夏天，血压就偏低，咨询能否把硝苯地平控释片掰开，吃半片？

　　咨询2：患者年纪大了，因为吞咽困难，就习惯先把药品掰开或研碎，混合到饮料或食物中服用。这种做法安全吗？

　　口服片剂是否可以掰开、研碎或咀嚼服用？

　　口服片剂包括普通片、糖衣片、肠溶片、缓释片、控释片及分散片等多种。一般来讲，普通片剂是可以掰开、研碎或咀嚼服用的，例如某些药物，如阿卡波糖，甚至推荐餐中嚼服，以发挥最大的降糖效果。然而，需要特别注意的是糖衣片、肠溶片、缓释片和控释片，是否可掰开、研碎或咀嚼服用不能一概而论，需要具体情况具体分析。

　　肠溶片和糖衣片都是在药品的外层"穿上了特殊的衣服"。"肠溶衣"使药物不会在胃中溶解，而只在肠道中崩解，释放药物，避免对胃的刺激（如肠溶阿司匹林），或者避免胃酸对药物的破坏（如米曲菌胰酶片）；而"糖衣"主要是防止内层的药物被氧化或吸潮，或掩盖药物的不良味道（臭味或苦味等）。如果掰开或研碎，会破坏"衣服"结构，失去这些"外衣"的保护性作用。

缓释片或控释片与普通片剂相比，它可以使药物在体内持续、缓慢、平稳地释放，使体内药物浓度保持稳定，且减少服药次数，降低不良反应发生率。由于缓释、控释片的制备工艺复杂多样，能否掰开不能一概而论。

对于多数的缓释片或控释片来说，都是依靠片剂的骨架结构形成一个"水库"，药物就像水流一样被控制着缓慢释放出来，掰开或研碎就相当于毁掉了"水库的坝"，使大量的水一泻而出，失去了缓释和控释的作用。因此，咨询1中提到的硝苯地平控释片，不能掰开、研碎或咀嚼服用。

当然还有个别缓释、控释片是可以掰开吞服的，因为这些药物采用了特殊的控释机制，按药片上的刻痕掰开不会破坏"水库"的完整性，但一定注意，仅仅在此处可以掰开，并且仍然不可以研碎或咀嚼，否则会破坏整体结构，仍会发生"水漫金山"的惨剧。如果不确定是否能掰开服用，可以咨询医生或药师。

综上所述，**糖衣片、肠溶片不可掰开服用，缓释、控释片能否掰开服用需要根据具体的药品来说。**除此以外，还有许多药品在说明书中建议不要掰开服用，或者医生建议完整吞服。

> **温馨提示**
>
> 老年人如果拿不准某种药品是否能掰开、研碎或咀嚼服用时，请咨询医生或药师，切记不要自行处理，以免对健康造成伤害。

哪些药物会增加老年人跌倒的风险?

王奶奶因睡眠不好，长期服用安眠药，最近因为过敏，又自服了扑尔敏片。早晨起床时，王奶奶感觉双脚像踩了棉花，跌倒在地，造成了右侧髋骨骨折，王奶奶从此长期卧床不起。类似的事情在老年人群中时有发生，跌倒在老年人群中一直是引发受伤、住院的主要原因。

研究证明，很多药物可能导致跌倒，多种药物的联合应用也会增加跌倒的风险。在与药物有关的跌倒事件中，**镇静催眠类药物**（如艾司唑仑、唑吡坦、佐匹克隆等）的影响最为显著，服用这类药物后，可能出现眩晕、思维混乱、步态不稳或跌倒。研究显示，当两种以上此类药物一起使用时，跌倒风险会成倍增加。

> 睡眠障碍是困扰中老年人的常见问题，如果经常服用镇静催眠类药物，就应注意每次采用小剂量，尽量短期服用或者间断应用，长期用药的患者则应逐渐减量或停药。服药时间最好在上床以后，服药后尽量避免下床活动。

研究显示，长期服用**降压药**的老年人，发生跌倒的风险要高于其他人。老年高血压患者在服用降压药时，应格外注意"直立性低血压"的发生，表现为服药后，当体位发生改变，如从平卧位突然转为直立时，血压突然下降，发生头晕、眼前发黑，甚至晕厥、昏倒等现象。

> 当服用降压药后，一定要记住，服药后的1小时内，应避免剧烈活动；起床、站立时要动作缓慢；行走或运动时，一旦出现不适症状，应就近休息。

降糖药导致的跌倒往往与低血糖有关。在药物剂量调整的初期，或者进食量较平时明显减少、运动量增加时，应格外引起重视。

> 如果正在使用降糖药，不妨在身边常备几块糖，当自觉有心悸、焦虑、出汗、饥饿感等低血糖症状却无法监测血糖时，不要等待，立刻吃上一块糖，并就近休息，观察这些症状是否好转。

抗抑郁药物（如氟西汀、帕罗西汀、阿米替林等）能导致镇静、睡眠紊乱、直立性低血压、思维混乱、心律失常等。

> 老年人服用抗抑郁药物应从小剂量开始，服药后动作宜缓慢，避免突然改变体位。长期用药的老年人，还应注意监测骨密度。

抗精神病药（如氯丙嗪、氟哌啶醇、奥氮平、利培酮等）也可增加老年人跌倒的风险。对有跌倒史的老年人，用药前应进行详细的平衡功能和步态异常评估。

> 服用抗精神病药的老年人，在其日常生活中，需做好室内防跌倒措施，行走时使用四爪手杖；药物起效时尽量避免外出等，以防止发生跌倒。

除上述药物外，还有一些药物也有引起跌倒的风险，例如治疗前列腺增生的药物坦索罗辛、特拉唑嗪、多沙唑嗪，以及某些抗心律失常药、利尿剂等。此外，老年人往往同时服用多种药物，由于自身代谢能力的衰退，许多药物易在体内蓄积，也会增加不良反应的发生风险。

温馨提示

　　如果老年人长期使用上述药物，不妨把所用药品列个清单，就诊时详细告诉医生和药师，这样可以最大限度地降低用药带来的跌倒风险，为您的用药安全多一重保障！

哪些药物会导致排尿困难?

　　孙大爷前些天受凉后感冒，就自行到药店购买了感冒药酚麻美敏。服用后第 2 天就感到尿频、尿急，小便时射尿无力、排不干净，到了晚上，连一点尿都排不出来，下腹胀痛十分难受，急忙去医院就诊。医生发现，孙大爷本身患有前列腺增生，曾有过排尿困难的病史。但这次与前几次不同，主要原因并不完全在于前列腺增生的压迫，而是与其服用的药物有关。

　　孙大爷服用的感冒药酚麻美敏含有的氯苯那敏和麻黄碱均可使膀胱收缩无力，尿道括约肌收缩增强。这样，排尿能力的下降和排尿出口的不畅，加之老年人膀胱的退行性变和前列腺增生的影响，就造成了排尿困难加重，引起急性尿潴留。

　　实际上，药源性尿潴留在老年男性人群中非常多见。老年人往往患多种慢性疾病，用药比较复杂，加上多伴有前列腺增生问题，稍有不慎就可能出现药源性尿潴留。

　　导致药源性尿潴留的药物种类较多，但以作用于中枢神经系统及呼吸系统的药物多见，还有部分抗生素等。凡是患有前列腺增生的老年人都要慎用这些药物。

◆ 有资料表明，导致药源性尿潴留的首位药物是硝酸甘油，约占全部病例的20%。研究指出，硝酸甘油片引起尿潴留与其具有松弛膀胱逼尿肌的作用有关，可能导致排尿无力而诱发尿潴留。

◆ 大多数作用于中枢神经系统的药物，如氯丙嗪、利培酮、氯氮平等抗精神病药，阿米替林、帕罗西汀、氟西汀等抗抑郁药物，具有抗胆碱作用，进而影响支配膀胱逼尿肌和括约肌的交感神经和副交感神经，可能导致尿潴留。

◆ 抗过敏药物，如苯海拉明、氯苯那敏、氯雷他定等，具有一定的中枢抑制和抗胆碱作用，使膀胱逼尿肌松弛，可能造成尿潴留。

◆ 颠茄、阿托品、山莨菪碱等胃肠解痉药，均可能使膀胱逼尿肌松弛而造成尿潴留。

◆ 呋塞米、依他尼酸等强效利尿药，可引起电解质平衡失调，进而可能导致尿潴留。

◆ 呼吸系统药物，如氨茶碱、茶碱、麻黄碱等平喘药，也可能会导致尿潴留。

那应该如何预防老年人药源性尿潴留的发生呢？

◆ **选择药物看病史。**对于患有男性前列腺增生、有药源性尿潴留病史的老年人患者，使用易致尿潴留的药物应慎重，尽量选择没有尿潴留危险或致尿潴留危险性低的药物。

◆ **联合用药须谨慎。**抗胆碱药物与抗过敏药物、抗精神病药物的合用应尽量避免，因为这些药物合用导致药源性尿潴留的危险性很高。

◆ **调整药物勤观察。**应用有可能导致尿潴留的药物，要注意观察排尿情况。尽可能按时排尿，出现排尿困难就应立即减量或停药，以免排尿困难加重，向尿潴留方向发展。必要时改用其他药物治疗。

◆ **控制剂量及疗程。**由于尿潴留的发生率与药物剂量和疗程有关，因此在易感人群的临床治疗中，应尽量使用药物的最低有效剂量，并尽量缩短疗程，避免使用过高的剂量和过长的疗程。

◆ **对症处理要及时。**药源性尿潴留一般为急性起病，通过药物减量、停药或物理治疗，大多数老年人的尿潴留可在短期内缓解或消失。对于比较严重的患者要在严格无菌操作下急诊导尿，尽快解除痛苦。

温馨提示

前列腺增生的老年人应慎用可能导致尿潴留的药物，避免排尿困难的发生。

服用抗过敏药物应注意哪些问题？

每当季节交替的时候，也恰恰是过敏性鼻炎、荨麻疹等过敏性疾病的高发期，很多老年人都曾经历过敏的困扰。过敏性鼻炎的人碰到花粉、粉尘时接连不断地打喷嚏、流眼泪、鼻塞、鼻痒，非常难受。有些对海鲜过敏的老人，如果不慎食用了含有鱼虾的食物导致皮肤过敏，引起皮疹，也是瘙痒难耐。过敏性疾病一般需要使用抗过敏药物治疗，但抗过敏药物种类繁多，其适应证也不尽相同。那么，在使用抗过敏药物时，需要注意哪些问题呢？

◆ **不宜连续服用同一种抗过敏药。**有些人吃一种抗过敏药时间较长时，对其敏感性会下降，药效也随之降低。另外，抗过敏药长期服用，积累的毒性作用可能对人体造成一些危害。因此，不宜长期使用同一种抗过敏药。

◆ **根据过敏原检查结果，有针对性地治疗。**日常生活中易引起过敏的物质有植物、食物、化学物质、花粉、尘螨等，每个人的过敏原各不相同。用药前最好能到医院做一次过敏原检查，由医生选择适合自己病情的抗过敏药。对于过敏原检测、脱敏治疗等，建议老年人一定要到正规医院去做专科咨询，和专科医生充分沟通，谨慎选择。

◆ **注意服药时间。**大多数抗过敏药物都是抗组胺类药物，这类药物服用后多有嗜睡现象，为了不影响工作和生活，最好在晚上服用。

◆ **多种抗过敏药合用时需谨慎。**联合用药虽然可以增强疗效，但应该咨询医生的意见。很多老年人存在失眠的现象，常会服用一些安眠药，如果多种抗过敏药合用，会使镇静安眠的作用增强。

◆ **小心抗过敏药本身也致敏。**抗过敏药物同其他药物一样，也会导致过敏反应，其中以氯苯那敏（扑尔敏）、苯海拉明最为常见。但由于抗过敏药物是用于治疗过敏反应的，所以由它们引起的过敏反应往往不被人们重视。如果在服用抗过敏药后不但无效，反而过敏加重，须立即停止用药，并及时去医院治疗。

◆ 老年人容易发生跌倒事件，加上青光眼、前列腺增生、排尿困难、便秘等疾病发生率高，因此，**老年患者选择抗过敏药更应注意用药安全。**

温馨提示

还需要特别提醒的是，病情较轻的老年人可以自己服用抗过敏药物治疗，但对症状较重或第一次发生过敏症状的老年人，最好去医院诊治。因为如果自己处理不当，可能会延误病情，或诱发其他并发症，加重病情。

为什么老年人不宜长期服用安眠药？

张阿姨一直饱受失眠的折磨，由于长期失眠，不得不靠安眠药入睡，时间一长，也就离不开安眠药了。她以前吃 1 粒就管用，现在她自己把药量加到了 3～4 粒，但是效果仍不是很好。于是，张阿姨来到医院就诊，医生建议她换一种安眠药，并嘱咐她最好不要长期服用，也不能自行加大剂量服用。为什么安眠药不能长期服用呢？

首先，长期使用安眠药能产生依赖性和成瘾性。有些老年人在临睡前必须服用安眠药，否则就难以入睡。安眠药多是镇静剂，如安定类，具有抑制中枢神经系统的作用，因此这类药物可能会让服药者产生药物依赖性，而且药效会越来越差，需要的药量也越来越大，甚至成瘾；一旦停药，失眠的情况还可能会更加严重。

其次，长期服用安眠药可能加重肝肾负担。由于老年人对药物的吸收、代谢和排泄能力减弱，长期用药后容易出现药物的蓄积，且安眠药在体内大多是经过肝、肾代谢，长期服用会增加肝、肾负担，引起药物不良反应。

再次，长期服用安眠药，还会导致精力不集中。很多老年人都会反映，吃了安眠药后，第二天起床昏昏沉沉的，这是很常见的副作用，不管哪一种安眠药，都可能造成这种现象。主要的原因就是镇定过度，药物残留持续产生药效。虽然有些药物的半衰期短，理论上不会有这种症状，但是每个人的身体状况不同，吸收或代谢药物的速度可能不同，药物反应的强弱也不一样，所以即使是短效的安眠药，也可能让人第二天昏昏欲睡，精神难以集中。所以，在服用安眠药期间，建议不要操作机器或开车。

因此，为了克服失眠，老年人可以从生活习惯上做调整，如保持乐观情绪，生活有规律，加强体育锻炼。在服用安眠药时，应注意以下事项：

- 宜用最小有效剂量，不要随便加大剂量。
- 疗程宜短不宜长，一般为 3～4 周；也可间断用药，每周 2～4 次。
- 在睡前半小时用温开水服药，服药后立即上床休息，以免药物发挥作用时，站立不稳而跌倒。
- 停服安眠药应逐渐减量，或者用其他安眠药逐渐取代后再停药。
- 建议不要长期使用一种安眠药。

温馨提示

　　在使用安眠药方面存在两种误区，一种是过分滥用，另一种是因惧怕而拒用。老年人要努力避免这两种倾向，做到不该用的时候不要用，该用的时候一定要用，并且选择最适合自己用的药，尽可能做到科学用药，合理用药，把药物的副作用降到最低。

老年人外出旅行需要准备哪些药品？

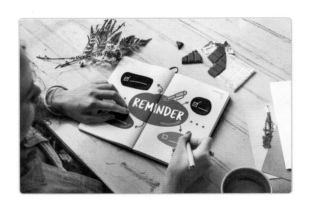

　　很多老年人退休后常常结伴出去旅行。那么，老年人外出旅行需要准备哪些药品呢？以下建议供不同老年人针对自己的具体情况加以选择。

　　◆ **第一，疾病常用药。**高血压、糖尿病、心脏病等都是老年人常见的慢性疾病，这一类慢性疾病需要靠长时间服药来控制病情。因此，老年人外出旅行，旅游必备物品清单里少不了老年人疾病常用药。

◇ 老年人一定要记得随身携带自己平时服用的药品，旅游过程中按照医嘱按时服药。外出时不可擅自停药，以免加重病情。

◇ 还需提醒心脑血管疾病患者，除了备足疾病常用药，还必须准备一些速效药，如硝酸甘油片或速效救心丸，以防意外发生。这类药物最好随身携带，或者提前告知同行的家人或朋友这些药品放置的地方。

◆ 第二，防晕船晕车药。

◇ 平时易晕车、晕船者，可带茶苯海明（乘晕宁），于上车或上船前半小时口服一次（每次 1 片）。如长途旅行者，可在上车或上船后 3～4 小时加服一次，效果更好，24 小时内不得超过 4 片。

◇ 空腹、疲劳及睡眠不足都是常见的晕船、晕车诱因，要注意避免。

◇ 轻微的晕动症，闭眼休息或卧床休息后，即可消除。

◆ 第三，感冒药。由于旅游中的种种原因，很容易着凉引起感冒发热。

◇ 需带 1～2 种感冒药物，以便需要时服用，如对乙酰氨基酚、布洛芬、氨酚伪麻美芬片 / 氨麻美敏片 II、维 C 银翘片等。

◇ 建议不要携带冲剂类的感冒药，因为在旅途中很有可能因为用水不便而无法服药，片剂或胶囊等容易服用的药品最佳。

◆ **第四，胃肠炎相关药物。** 在旅游时由于水土不服，或者食用了不洁的食物，都会导致胃肠疾病的发生，因此胃肠炎相关药物也是要准备好的。

◇ 急性胃肠炎可备黄连素、左氧氟沙星片等。

◇ 呕吐可用甲氧氯普胺、多潘立酮等对症治疗。

◆ **第五，抗过敏药。** 由于无法预知出游时会不会碰到过敏原，也无法确定会不会出现过敏症状，所以要提前准备好抗过敏药，有些过敏可能有严重后果。

◆ **第六，外用药。** 出游时，难免会受伤，尤其是去野外探险或登山时。这时，如果没有及时使用外用药进行处理，很容易发生感染。

◇ 常用的外用药有创可贴、止痛膏、滴眼液等，消毒水、包扎的纱布、棉花棒等也是必备品。

◇ 用于消毒创面，缓解烫、烧、扭伤，包扎开放性伤口，应对蛇虫叮咬等药物，外出前可选择性备用。

温馨提示

　　老年人出门旅游，最好根据自己的特殊情况，准备好相关药品，以备不时之需。

药品保存有什么讲究吗？

咨询1：夏季来了，天气炎热，张奶奶怕药品放在室温变质，就把小药箱放到冰箱里存放。女儿周末来看望张奶奶，发现冰箱里放着小药箱，就告诉张奶奶不能把药品放在冰箱里，可是张奶奶不相信，就来医院咨询药师。

咨询2：李爷爷平时需要服用很多药品，为了服用方便，避免漏服或者重复用药，李爷爷就把每天需要服用的药片从铝箔包装中取出来，集中"裸"放在便携小药盒内。可是，最近他发现新服用的一种药片的颜色放在盒子里几天后，和原包装的颜色不一样了。李爷爷打电话咨询药师，药品拆开"裸"放入便携小药盒里合适吗？

如何科学地进行药品储存对保证药品的质量至关重要，在药品存放过程中，温度高低、湿度大小、日光照射等均会对药品质量造成影响，药品存放需要注意以下几点。

◆ **第一，按药品说明书上的储存条件存放。**

◇ 温度对药品的影响最大，温度过冷或过热都会影响药品质量。一般药物可在室温（10～30℃）下保存，只要是避光、干燥、密闭状态下即可。

◇ 药品说明书中所指的"阴凉处"，指的是＜20℃；而"凉暗处"指的是温度＜20℃且遮光状态；"冷处"则是指2～10℃。

◇ 药品保存温度并不是越低越好。例如，胰岛素需要冷藏储存，但不能冷冻，否则会失效；止咳糖浆在过低的温度下保存，可能会降低药物的溶解度，使有效成分溢出而导致药效降低，因此，不能放入冰箱冷冻层保存。

◆ 第二，干燥通风处存放。湿度对药品储存也是不容忽视的。

　◇ 湿度过高，使药品吸收空气中的水分而发生潮解、溶化、变性、结块、标签脱落等现象，所以药品不要储存在浴室或者厨房。

　◇ 对容易吸潮的药品，存放过程中不要把干燥剂扔弃，并建议定期更换干燥剂。

　◇ 湿度过低也不行，如湿度太低，部分胶囊剂会风化变脆。

◆ 第三，避光存放。有些药品在储存时要求避光保存，这是因为这些药品存在光化学性，在光线的照射下，会发生化学变化。例如，硝酸甘油片见光容易失效，所以硝酸甘油片的药瓶是棕色的。

◆ 第四，密封存放。主要针对易风化、吸湿及易挥发的药品，这些药品必须密封，防止变质失效。

◆ 第五，存放于儿童、精神异常者及宠物接触不到的地方，以免偷服、误服发生中毒事件。

◆ 第六，直接接触药品的包装材料和容器有严格要求，最好采用原包装，以免储存环境发生变化导致药品失效。

　◇ 市面上的小药盒质量参差不齐，并没有经过严格的检测和审批，不宜直接存放药物。

◇ 老年人服用的药品，最好别"裸"放，可以将药品连同它的"小外壳"一起剪下来后，再存放到药盒里。

◆ 第七，关注药品有效期，及时清理小药箱。

温馨提示

科学地进行药品储存对保证药品质量至关重要。因此，提醒老年人，药品储存前一定要详细阅读药品说明书中的储藏要求。

（李 卫 刘 一）

第10章

老年综合评估

您知道什么是"老年综合评估"吗？

健康快乐的晚年生活，人人向往。但随着年龄的增长和衰老的发生，老年人常有多种慢性疾病共存，并且各种生理功能逐渐下降，造成不同程度的功能丧失，甚至因致残而影响生活质量。当前，老年人就医诊疗处于"以疾病为中心"的亚专科模式，多病缠身的老年患者常辗转于多个专科就诊，使老年人看病变得更难。

"老年综合评估"是以老年患者为中心，全面关注与其健康和功能状态相关的所有问题，从疾病、体能、认知、心理、社会、经济、愿望与需求等多维度进行评估，从而制订个体化的干预方案。通过老年综合评估进行早期筛查，能够帮助老年人确定主要健康问题，并进行早期干预。因此，早期进行老年综合评估，对于维护老年人健康、最大限度地保持生活自理、提高老年人生活质量有着非常重要的意义。

与传统的内科诊治过程不同，老年综合评估除了评估高血压、糖尿病、冠心病等老年慢性疾病的程度，更注重老年问题/综合征的筛查（如记忆障碍、视力和听力下降、牙齿脱落、营养不良、骨质疏松与跌倒骨折、疼痛和尿便失禁等），而这些问题常被误解为"正常衰老现象"未得到应有的处理。

老年综合评估主要包括：

◆ **躯体功能评估：** 包括日常生活活动功能评估、营养状况评估、平衡与步态功能评估、老年综合征或问题的评估。

◆ **精神心理状况评估：** 包括简易智能评估、画钟试验、抑郁评估、焦虑评估。

◆ **社会行为能力评估：** 包括人际关系自我评定、角色功能评估、文化背景评估、社会支持评估。

◆ **环境健康评估**：包括居住环境与社会、精神和文化环境评估。

老年综合评估能够帮助老年人全面了解自身健康状况，发现潜在健康危险因素，做到早预防、早诊断和早治疗；能够帮助医护人员全面掌握老年患者的功能状况，促进老年患者康复，提高生命质量；能够预防或减少老年综合征发生，避免或延缓老年常见问题出现；能够增强老年人群的健康管理意识，提高老年人健康期望寿命。

温馨提示

"老年综合评估"与传统的内科诊治过程不同，其以老年患者为中心，全面关注与老年人健康和功能状态相关的所有问题，有利于医生为老年人制订个体化的干预方案，对于维护老年人健康、最大限度保持生活自理、提高老年人生活质量非常重要。

人老了都要做"评估"吗？您需要吗？

李阿姨 80 多岁的老父亲因为血糖控制不佳最近在老年科住院治疗，医生为老人家进行了老年综合评估。通过评估，李阿姨知道了父亲的认知功能下降，需要进一步检查并给予治疗，还知道了父亲存在跌倒风险，应该在居家环境、老人衣着穿戴方面做出调整。李阿姨感到父亲这次住院治疗不仅调整了降糖方案，还通过老年综合评估发现了平时被忽略的问题，收获很大。李阿姨想我今年都 65 岁了，是不是也应该做一个老年综合评估呢？

那么，哪些老人需要进行老年综合评估呢？对于 60 岁以上的老年人都可进行老年综合评估的筛查，通过筛查及时发现早期问题。同时对于有下述问题的老年人，更应该有针对性地进行老年综合评估：

◆ 合并有三种或三种以上疾病的老年患者。

◆ 具有常见老年综合征（如跌倒、痴呆、尿失禁、谵妄、抑郁症、慢性疼痛、睡眠障碍和帕金森综合征等）的患者。

◆ 已经出现老年常见问题（如压疮、便秘、营养不良、运动功能障碍或肢体残疾等）的患者。

◆ 同时用药5种或5种以上的老年患者。

◆ 需要长期护理的老年患者。

◆ 具有精神障碍或有一定心理问题的老年患者。

◆ 进行神经、呼吸、心脏和智能康复治疗的患者。

◆ 存在一定社会和行为能力异常的老年患者。

◆ 可能存在居住环境、社会环境和文化环境不良的老年患者。

这些已经表现出某些功能障碍或疾病状态的老年人更能够通过老年综合评估了解身体状态，对老年综合征及早识别并及早干预，从而受益。

温馨提示

60岁以上的老年人都可进行老年综合评估的筛查，通过筛查及时发现早期问题。已经表现出某些功能障碍或疾病状态的老年人，更应该有针对性地进行老年综合评估，以便及早发现问题、及早干预，更早受益。

和您一起慢慢变老的身体发生了哪些变化

衰老是每个人迟早都必须面对的现实，无法逃避。那么和您一起慢慢变老的身体发生了什么变化呢？

随着年龄的增大，进入老年期之后每个人都会经历衰老的过程。这个过程包括生理、心理和社会等多方面的变化。在外貌形态上，随着细胞衰老、组织和器官的变化，老年人会出现整体外观的变化，比如皮肤肌肉松弛、头发变白、出现老年斑、身体变矮、眼睑下垂、面部皱纹增多、牙齿松动脱落、语言缓慢、耳聋眼花、手指哆嗦、反应迟钝、步履蹒跚等。这些变化都是可预测的和不可逆的。

老年人体内各组织和器官功能也随着年龄的增加而发生退行性改变，在生理功能方面表现出了明显的衰退趋势，包括贮备能力减少、适应能力减弱、抵抗力下降、自理能力降低。老年人生理改变的特点可以概括为身体的储备能力降低和机体稳定的内环境受到损害。因此，老年人对某些应激情况更敏感，特别是心血管系统、肌肉骨骼系统和中枢神经系统容易受到影响。这些组织器官的生理退化会影响步伐 / 姿势的稳定、血压调节、热调节、认知能力、胃肠道功能和排尿功能等，表现出步伐、血压、体温、认知等功能的变化。

由于老年人的生理改变、器官功能的逐渐退化，他们对疾病的敏感性增强，使得约 **90%** 的老年人患有慢性病。老年人易患的疾病涉及几乎全身各器官系统，包括心血管疾病，如冠状动脉粥样硬化性心脏病、高血压、高脂血症、心房颤动、心力衰竭等；呼吸系统疾病，如肺炎、慢性阻塞性肺疾病、肺源性心脏病、呼吸衰竭等；消化系统疾病，如消化不良、便秘等；内分泌与代谢疾病，如糖尿病、甲状腺功能减退、骨质疏松症等；神经系统疾病，如脑梗死、帕金森病等。

每位老年人都应认识到老年期是一个逐渐"失去"的时期，要以积极和健康的心态了解这个过程并去适应，力求最大限度地维持和恢复老年人的生理、心理功能状态，提高生活质量。

温馨提示

> 衰老是自然的生理过程，身体各个组织器官也在逐渐衰老，老年人要正确认识这个过程，和衰老和平共处，寻找合理的老年生活状态。

衰弱：老年人身体退化的表现

随着医学模式的转变，健康已不再是"没有疾病就是健康"，它应涉及老年人生活的方方面面。由于年龄的增长、机体的老化和器官功能的减退，老年综合征越来越多。衰弱是一个重要的老年综合征，越来越受到医生的重视。目前认为衰弱是以躯体衰弱为主要特点的医学综合征，并且处于一个通过干预可以逆转的状况。

衰弱不是一种疾病，它是人体内多个系统生理功能和储备的进行性下降，常常是老年人多种慢性疾病、某次急性事件或严重疾病的后果。高龄、跌倒、疼痛、营养不良、肌肉减少症、多病共存、多重用药、活动功能下降、睡眠障碍和焦虑抑郁等均与衰弱有关。也有部分衰弱的老人可以没有失能和多种疾病，而仅表现为衰弱，但是其发生不良事件的风险显著增加。有些老人因查不到具体的病因，但又表现出不适，进而诱发心理障碍，形成恶性循环。衰弱不仅会使得老年人在面对各种应激状态时更加脆弱，还使得老年人更需要长期照护。因此，衰弱是潜伏在老年人身边的"隐形杀手"，是导致老年人失能、功能下降、住院甚至死亡风险增加的重要原因。同时目前的医学研究认为，仅通过处理传统的慢性疾病并不能帮助老年人克服衰弱，而需要用一种新的概念和方法来治疗和管理衰弱。如果能够早期识别衰弱并给予相应的处理，可以减少老年人失能、长期需要照护的需要。衰弱是可防、可控和可逆的，合理地摄取营养和科学锻炼可以帮助逆转衰弱。因此，老年人要积极防治衰弱综合征，才能健康地老去。

温馨提示

衰弱是一种能增加健康危险的身体状态，它能反映多系统的生理改变，与年龄有高度相关性。但衰弱并不是疾病状态，对于一些老年人来说，衰弱不一定伴随有威胁生命的疾病。通过及时的筛查和干预，衰弱是可防、可治的。

如何评价您是否是"衰弱老人"

刘奶奶在各个专科检查中各项指标都没有大碍，但总是感觉疲乏不堪，体重也减轻了。于是她来到老年科门诊就诊。医生说：请您回答我一些问题，我们再做几个简单的测试，看看您的不舒服是不是就是老年人衰弱的表现？刘奶奶想我查了那么多科都没发现问题，难道几个问题几个测试就能查出我身体出了什么问题吗？

老年科医生是怎么筛查和评价患者是否是"衰弱老人"的呢？因为衰弱并不是一种疾病，它也没有特异的临床表现。衰弱老人常常只有疲乏、体重下降、容易感染、容易跌倒、波动性的失能及意识障碍。老年科医生会对衰弱目标人群进行识别。

一般来说对于 70 岁及以上的所有老人以及最近一年内非刻意节食的情况下体重下降超过 5% 的老年人都应进行衰弱的筛查和评估。评估方法采用多种量表；评估内容一般包括询问患者是否有体重下降，是否感到疲乏，平时的体力活动情况，是否有步行速度下降，还需要检查患者的握力，测量步速。当异常的指标达到一定数量时，老年科医生就会告诉您已经是"衰弱老人"了。

温馨提示

　　衰弱和衰老虽然只差一个字，但是二者的区别却是非常大的。衰老是身体的正常生理过程，而衰弱老人虽然可能没有多种慢性疾病和功能丧失，但是发生不良事件的风险显著增加，有些老人因查不到具体的病因，但又表现出不适，进而诱发心理障碍，形成恶性循环。因此，老年人出现上述信号时应引起重视，及时到老年科就诊，进行衰弱的筛查和评价。

（郑　蓉　刘　杰　阿如娜　李　婷）

第 11 章

老年人护理

您知道如何有效排痰吗？

有的老年人一入冬就爱感冒，每次都有咳嗽、咳痰，痰液还挺多。经常会出现拼命咳嗽，但就是咳不出痰来。如何帮老年人解决排痰困难的痛苦呢？

痰液咳不出来易引起肺部感染，甚至因窒息而死亡。但过于频繁且剧烈的咳嗽易引起不适，甚至引起咳嗽性晕厥、肌肉损伤及气胸，骨质疏松的老年人甚至可引起肋骨骨折等并发症。很多人因为没有掌握正确的咳嗽方法而不能有效排痰，那么如何才能既省力又有效地咳嗽呢？

◆ 对于年龄较大、痰液不易咳出的老人，建议采用两次咳痰法将痰液咳出。首次进行5～6次深呼吸，在深吸气后保持张口，然后浅咳一下将痰咳至咽喉部；再次由咽喉部迅速将痰咳出。此种方法较易将深部的痰液咳出，减少老人的体力消耗。

◆ 另一种咳痰方法是选取一个舒适的坐姿，双脚着地，两肩稍向内弯，头稍向下，身体稍前倾，双手环抱一个枕头。进行深而缓慢的腹式呼吸5～6次，然后用鼻子深吸气，屏住气3～5秒，继而噘嘴，之后经口将气体呼出，再深吸一口气，屏气3～5秒，保持身体前倾，进行2～3次短促强有力的咳嗽。咳嗽时同时收缩腹部，或用手按压在上腹部，帮助痰液的咳出，咳嗽后可恢复原位。平静呼吸后，可重复以上动作，再次咳嗽。

- ◆ 对于胸痛或胸部有外伤不敢咳嗽的人，应避免用力咳嗽而加重疼痛。如胸部有伤口，可以用双手或枕头轻压伤口两侧保护切口，避免咳嗽时胸廓扩展牵拉伤口引起疼痛和影响伤口愈合。
- ◆ 疼痛剧烈时，可使用止痛剂，30 分钟后再进行有效咳嗽。

温馨提示

　　掌握正确的咳嗽方法可帮助有效排痰。文中提到的"腹式呼吸"方法为：用鼻子吸气，使腹部隆起，感觉到不能再吸气为止，然后经嘴缓慢吐气，速度一定要慢，吸气时间与呼气时间一般为 1 :（2 ~ 3）。

学学"叩背排痰"的手法

　　老年人肺功能减退，咳嗽反射较差，加之体力不足、全身乏力，以及病后卧床时间较长等，使得痰液难以咳出，导致气道内大量痰液滞留，以至于阻塞气道和呼吸困难。叩背能促使痰液沿气管向上移动，进行有效咳嗽、咳痰，将痰液从气管中排出，从而保持气道通畅，改善憋气症状，提高血氧饱和度，纠正缺氧。

　　下面一起来学习叩背排痰的手法。

- ◆ 协助老人取侧卧位或坐位，叩击者手指弯曲并拢，使掌侧呈杯状，以手腕力量，从肺底自下而上、由外向内、迅速而有节律地叩击背部。

◆ 边拍边鼓励老年人咳嗽，以进一步促进痰液排出。

◆ 每侧肺叶叩击1～3分钟，每分钟叩击120～180次，叩击时发出一种空而深的拍击音则表明叩击手法正确。

叩背过程中需注意以下事项：

◆ 叩背前，用单层薄布覆盖叩击部位，防止直接拍打引起皮肤发红。

◆ 叩背时避开乳房、心脏、骨突部位及衣服拉链、纽扣等，叩背力量应适中，以老人不感到疼痛为宜。

◆ 每次叩背时间以5～15分钟为宜，应安排在餐后2小时至餐前30分钟完成，避免引发呕吐。

◆ 叩背过程中时应密切注意老人的反应。

◆ 叩背后协助老人漱口。

温馨提示

叩背过程中尽量保持力度适中，频率一致。避免力量过轻达不到振动支气管、排除痰液的作用；也要避免力量过大，老人疼痛感剧烈，不易接受。

想知道如何辅助排痰吗?

张爷爷儿子某天午后发现张爷爷呼吸困难,面部发红,明显有痰,但大力咳嗽和拍背仍排不出痰液。家属见张爷爷呼吸急促,面色也逐渐发紫,于是立刻拨打了急救电话送往医院救治。

严重肺部感染者分泌物增多,且老年人体质虚弱、呼吸系统生理功能减退,极易出现痰液不易排出,堵塞气道,加重肺部感染,形成呼吸衰竭和窒息。

下文简单介绍一下临床上常用的几种辅助排痰方法。临床上多采用几种方法结合进行辅助排痰。

◆ **气道湿化排痰**:气道湿化是排痰的重要措施。适用于痰液黏稠不易咳出者。气道湿化包括湿化治疗和雾化治疗两种。**湿化治疗**是通过湿化器装置,将水蒸发成水蒸气或小液滴,达到湿润气道、稀释痰液的目的。**雾化治疗**是应用特制的气溶液装置将水分和药物形成液体微滴或固体颗粒,使之吸入达到治疗疾病、改善症状的目的。需注意以下事项:

◇ **防止窒息**:干结的分泌物湿化后膨胀易阻塞支气管,治疗后要帮助老年人翻身、拍背,及时排出痰液。

◇ **避免湿化过度**:湿化时间不宜过长,一般以 10 ~ 20 分钟为宜。

◇ **控制湿化温度**:一般保持温度为 35 ~ 37℃。

◇ **防止感染**:按规定消毒吸入装置和环境,加强口腔卫生，避免呼吸道交叉感染。

◆ **振动排痰机排痰**：通过机械振动，使呼吸道黏膜表面黏液和代谢物松弛及液化。再进行定向挤推、震颤，帮助痰液排出体外。振动排痰机对深部及浅层痰液的排出均有效果。机械振动拍背的同时可在一定程度上刺激咳嗽反射，使深部支气管痰液易于咳出。在促进排痰的同时，也可使老年人肌肉得到松弛，改善胸背部血液循环，缓解疲劳。

◆ **负压吸引器吸痰**：适用于痰液黏稠无力咳出、意识不清或建立人工气道者。可经老年人的口、鼻腔、气管插管或气管切开处进行负压吸痰。

需注意以下事项：

◇ 每次吸引时间少于15秒，两次抽吸间隔时间应大于3分钟。

◇ 吸痰动作要迅速、轻柔，将不适感降至最低。

◇ 在吸痰前、后适当提高吸入氧的浓度，避免吸痰引起的低氧血症。

◇ 严格执行无菌操作，避免呼吸道交叉感染。

温馨提示

一旦发现家中老人咳嗽和拍背也无法将痰液排出，且呼吸困难，面部发紫，应立即将老人送往医院救治，以免发生窒息。

民以食为天，吞咽大于天

吞咽障碍是指由多种原因引起的吞咽困难，表现为时常出现喝水、吃饭呛咳，进食后能感觉到口腔中有食物残渣残留，并且吞咽完食物后觉得咽部有异物感。吞咽障碍可影响食物摄取及营养吸收，还可导致食物误吸入气管引起吸入性肺炎，严重者危及生命。因此在进食过程中一定要掌握一些进食技巧及注意事项。

喂食前准备

- 进食和喂食时不要看电视，不聊天，避免进食时分神。
- 检查老人口腔的状况（如有需要，为老人佩戴假牙，并检查是否佩戴妥当）。
- 在进食前，先让老年人如厕。
- 食物质地的调整：给予容易吞咽的食物，其特征为密度均一，有适当的黏性，容易搓成团块而不易松散，通过咽部及食管时容易变形且不在黏膜上残留。以半流质为宜，如鸡蛋羹、烂面、水果泥、稠粥、米糊等。同时还应顾及食物的色、香、味，对肉类、蛋类、素菜、果类等分类搅拌、分别盛放，保持食物的原有口味。
- 选择合适的餐具。
  - 匙子的选择：5毫升小容量、匙面小，柄粗长、边缘圆钝、表面光滑，不易黏上食物。

◇ 杯子的选择：杯子不接触鼻部，禁止用吸管进食。

◇ 碗的选择：有吸盘的高边碗及碟，配有防滑垫。

喂食时

◆ 喂食者姿势：喂食者和食物都应处于老年人容易看得到的位置。喂食者位于老人健侧。

◆ 速度与份量：一般先喂流食3～5毫升，然后酌情增加。每餐45分钟左右为宜。

◆ 进食时给予提醒，以促进老年人吞咽：

◇ 进食时利用语言提示老人缓慢小心进食。

◇ 对于耳朵听不清的老人，可以将文字写在纸上来提醒老人食物是否过烫。

◆ 观察是否有吞咽困难的情况，如咳嗽、清喉咙、声音改变等。出现吞咽困难症状时，如咳嗽、呕吐、呼吸困难，立即停止喂食，尽量鼓励老年人将食物咳出，必要时给予吸痰护理，并通知医生。

◆ 进食时体位：最好定时、定量，能坐起来不要躺着，能在餐桌上不要在床边进食。对于不能坐位的老年人，一般至少取仰卧位30°，且头部前屈。偏瘫侧肩部以枕垫起。

喂食后

> ◆ 进食后清洁口腔：进食后，口腔及咽部如有残留物会有异物感，吞咽障碍的老年人口腔及咽部感觉和反射差，唾液常无法进入食管，容易流进呼吸道，导致进食后发生误吸性肺炎。因此，进食后口腔与咽部的清洁对于吞咽障碍老年人预防肺部感染是一项重要措施。
> ◆ 指导（协助）老年人坐起 30 分钟或者 1 小时。
> ◆ 记录进食的份量与进食的情况。

温馨提示

　　疲劳会增加误吸的风险，所以进食前要注意休息。不可以用吸管饮水；如果用杯子喝水时，保持水量在半杯以上，以防止老年人体位不当增加误吸的危险。

您还被鼻饲管着吗？

　　王大妈，67 岁，高血压性脑出血术后，鼻饲饮食。住院期间鼻饲由护士进行操作。要出院了，李大爷犯了难，回家后该如何给老伴进行鼻饲家庭护理呢？

　　鼻饲是为了给不能经口进食的老年人提供营养和热能，满足机体代谢需要，维持水电解质及酸碱平衡，它是促进老年人康复和维持生命的主要方法之一。鼻饲的家庭护理都有以下注意事项。

◆ **确认胃管是否在位。**每次鼻饲前都应该确认胃管的深度及日期，同时确定是否在胃内。

　◇ 方法一：查看胃管插入的刻度，是否与标注的一致。

　◇ 方法二：回抽胃内容物。

　◇ 方法三：将胃管末端置于水中有大量气泡溢出，说明误入气管。

◆ **调节合适体位。**鼻饲时，使老年人尽可能采取侧卧位，头偏向一侧，将床头抬高30°～45°或更高，以减少胃内容物反流。鼻饲后30～60分钟内，保持上述姿势，勿翻身叩背及移动老年人，以预防食物反流及吸入性肺炎的发生。

◆ **鼻饲量要求**

　◇ 长期卧床的老年人活动量低，摄入的总能量在标准值的下限即可。一般为每天1400～1600毫升，分5～6次，每次鼻饲量为200～300毫升，鼻饲速度为每分钟20～30毫升。

　◇ 刚开始时膳食宜少量、清淡，逐渐加量，中午食量稍高于早晚，每日5～6次。

　◇ 制作好每一次的"鼻饲液"后，都需要将流质食物经过纱布过滤，因为颗粒物过多会阻塞胃管。在注射前，先注射200～300毫升的温开水，并确认食物的温度，在38～40℃之间为宜，注射的速度一定不能太快，否则会引起腹泻等并发症的出现。

◇ 结束鼻饲时，需要再用温开水冲洗胃管，塞紧胃管管塞，纱布包裹胃管末端，并做好日常饮食记录。

◆ **加强口腔护理。**老年人由于机体的退行性变，唾液分泌减少，抗感染能力减弱，容易发生菌群失调。因此，每日应行口腔护理 1～2 次，观察口腔黏膜，预防口腔感染等并发症。

◆ **注意胃管固定。**若固定的胶布有松动，应立即重新固定。对于烦躁不合作的老年人应加以约束。家属在为老年人进行翻身拍背以及各种护理时，注意将胃管妥善安置。对于清醒的老年人在咳嗽、打喷嚏时用手扶住胃管，防止胃管脱管。

温馨提示

鼻饲时食物、餐具和膳食灌注应注意卫生，膳食应新鲜配制。灌注的膳食过冷、过热，均可引起腹泻或胃肠反应。因此，灌注前可用手背侧皮肤测试温度，以不感觉烫为宜。膳食需要营养搭配，如何搭配膳食可以请教营养科专家。

您的吸氧器材用对了吗？

李大爷患有慢性肺源性心脏病，住院期间一直持续低流量吸氧，出院时李大爷问我们，如果我想回家也吸吸氧该怎么办呢？

吸氧看似简单，但其实也有很大的学问。现在的吸氧器材很多，都有相应的适应证，只有用对了才能更好地治疗疾病，用错了反而加重疾病甚至导致死亡。

　　医院一般是墙壁氧源，流速在 1 ～ 20 升 / 分钟之间。而家庭吸氧的仪器主要是家庭制氧机，氧流量为 3 升 / 分钟到 10 升 / 分钟不等。接下来就是选择各种氧疗装置了。那么家庭氧疗该用到什么器材呢？

> ◆ **鼻导管。** 鼻导管是临床最常见的吸氧设备。
>
> ◇ 优点：使用方便，氧流量恒定，耐受良好，活动自如，方便吃饭及交谈，可以用于慢性阻塞性肺气肿的老年人（慢性阻塞性肺疾病的老年人吸氧流量为 1 ～ 2 升 / 分钟，高流量吸氧可导致呼吸停止）。
>
> ◇ 缺点：不适用于需要高流量吸氧的老年人，氧流量最大 5 ～ 6 升 / 分钟。必须保持鼻腔通畅，不能用于鼻腔完全梗阻的老年人，如果鼻腔中充满鼻涕，也会大大降低吸氧的效

果。过高的氧流量可能引起老年人头痛或黏膜干燥。

- **普通面罩。**特点是通气孔大，空气容易进入，因此密闭性较差；有储氧部分，吸入氧浓度高于鼻导管，但不固定，就算把医院的墙壁氧气开到最大，也只有 50% 左右的氧气被吸入，故不需要担心氧中毒。
  - 适用于缺氧严重的老年人，但不能用于慢性阻塞性肺疾病的老年人。
  - 氧流量至少 6 升 / 分钟。
- **储氧面罩（一部分呼出的气体可以被重复吸入）。**特点为普通面罩加储氧气囊。储氧气囊与面罩之间没有单向活瓣，储氧气囊内充满氧气，从而提高吸入氧浓度。
  - 这种面罩适用于严重缺氧的老年人，一般在家庭中使用较少。
- **储氧面罩（非重复吸入）。**特点为普通面罩加储氧气囊。储氧气囊与面罩之间有单向活瓣，面罩上也有单向活瓣。
  - 优点：更好控制吸入氧浓度，在家庭吸氧的条件下提供最高吸入氧浓度。
  - 需要注意的是，储氧气囊必须保持充满状态，同时需要防止气囊打折，随时保持气囊处于自由膨胀状态，并且保持面罩密封不漏气。这种面罩在家庭中也较少使用。

◆ **Venturi（文丘里）面罩。**这是一种新型的吸氧面罩，特别适用于慢性阻塞性肺疾病的老年人，能提供恒定的吸入氧浓度。需要注意的是应确保氧流量与文丘里面罩装置标记一致，这才能保证吸入氧浓度准确。具体参考该面罩的说明书，一般用颜色标记。

温馨提示

吸氧的氧流量并非越高越好，比如慢性阻塞性肺疾病的老年人就必须低流量吸氧，最好应用文丘里面罩。在咨询专业医师后，吸氧可以达到安全有效的目的。如果病情有变化或者疾病加重时应及时到医院就诊。

居家环境中导致跌倒的"隐形杀手"

老年人预防跌倒是个很重要的话题。老人外出少，每天待在家里的时间相对较长，在有限的家居环境中隐藏着许多增加跌倒风险的安全隐患，只有加强预防，才能保证安全。

◆ **室内光线：**

◇ 首先，保证老年人室内活动范围内光线明亮且不刺眼，所有电灯的开关都安装在方便开启的地方，如果需要可以在开关处贴上反光贴纸，这样既美观还可以便于眼花的老人及时找到。

◇ 其次，床边建议放置伸手可及的台灯，或者小手电，房间的走廊和楼梯处也应安装小夜灯。

◆ **室内障碍物：**

◇ 老年人的生活场所应避免东西随处摆放，电线要收好或固定在角落，楼梯和过道处应及时清理垃圾和杂物，楼梯的每层台阶上应有醒目标识，最好加上防滑贴条。

◇ 喜爱小动物的老人家应为宠物带上铃铛，以防被宠物绊倒。

◆ **地面防滑：**

◇ 室内地面使用材料应防滑，保持地面平整干燥。

◇ 卫生间和厨房是老年人跌倒的高发地点，应格外注意，保持地面干燥，无水渍油渍，在必要的地方放置固定的防滑垫，但是切记一定要买正规的商品，而不能为了节省把不用的衣裤或小毯子拿来铺地。

◆ **扶手要固定：**

◇ 老年人上了岁数，在家庭装修中一般会安装扶手，比如马桶周边、进出淋浴间或浴缸处，如果有需要，过道处也会安装扶手。但需要注意的是，应定期检查扶手的稳固程度，对于老旧、晃动的扶手要及时更换或维修，万不可害怕麻烦。

◆ **家具：**

◇ 家具要结实耐用，边缘修成圆弧形，不要使用有轮子的家具。有些老人认为家具上有轮子会非常方便，不用费力就可以移动，但却忽略了带轮子的家具不牢固，如果一旦将身体重心依靠在这样的家具上十分容易摔倒，造成不可预估的后果。

◇ 此外，家具不要过高或过低，以取放物品不用弯腰为好。椅子高度以坐位时双脚能完全踩在地面为宜。床的高度要和膝盖差不多高。衣柜的高度以不需要垫脚即可取物为宜。

温馨提示

家居环境布置应尽量简洁，布局一旦确定下来就不要轻易变动，日常用品固定摆放在方便取放使用的地方，使老年人尽可能在熟悉的空间生活。

老年人如何预防压疮?

压疮

压疮是由于身体局部组织长期受压，血液循环障碍，组织营养缺乏致使皮肤失去正常的功能，组织坏死而引起的皮肤溃疡。

每个人都可能会得压疮，但是为何在大家印象中只有老年人有压疮呢？这是因为压疮的发病根本，就是长时间不更换姿势，身体和接触的床椅之间形成小范围的受压部位，皮肤、脂肪、肌肉等就像海绵，一压就会把里面的血都挤出去，时间长一些，这些受压的部位经常处于缺血状态，很自然就会出现缺血、坏死等情况，如果发现及时或者自主更换姿势，那像海绵一样的组织再次放松膨胀，就会充血恢复，但是如果没有及时更换姿势，持续缺血就会导致大范围的皮肤、脂肪、肌肉坏死，进而出现感染等情况！

大多数人认为"压疮，只要不压，就不会得"，这种想法是不对的。压疮的防治不能单纯靠避免受压来做到，还有很多其他因素，包括内源性因素和外源性因素。内源性因素包括：感觉障碍、营养缺乏、肥胖或消瘦、高热或低温等。外源性因素包括压力、剪切力、摩擦力、潮湿，其中压力是第一位，防止受压是重中之重。

预防压疮的措施主要就是防止局部皮肤长期受压。对于长期卧床翻身困难的老年人来说，正确的翻身方法尤为重要。

- 采用 30° 倾斜侧卧位（右侧、仰卧、左侧交替进行）。
- 对于卧床老年人，将床头抬高角度限制于 30° 内，除非有医疗禁忌证，或出于进食或消化因素考虑。
- 确保足跟不和床面接触。
- 膝关节应呈轻度（5°～10°）屈曲。

家庭护理可以用手机等电子设备设定计时闹钟。翻身计划为仰卧位-左侧卧位-仰卧位-右侧卧位。早期对于老年人和家属是比较辛苦的，因为打乱了作息规律，晚上要坚持起来翻身，是个很痛苦的事情。经过约 1 个月的调整，老年人和家属基本可以协调作息，达到既完成了翻身护理，又不影响休息。**翻身时一定要注意避免拖、拉、推等动作，也就是不要在床上拖动老年人，一定要做到"翻"身！否则很容易将皮肤戳破或者磨破。**对于一些年老或者服用镇静剂等无自主活动能力的老年人，要特别注意翻身时头部的调整，避免头部出现压疮。

温馨提示

除非有禁忌证，否则对所有有压疮风险或有压疮的老年人都要进行体位变换。采取哪种体位并不重要，只要坚持每 2 小时改变体位，就可基本保证不会因为受压而产生压疮。

怎样挑选家用电子血压计？

医生常常建议患高血压的老年人在家里自备血压计，方便随时进行自我血压监测，不仅可为医生治疗调整用药提供重要参考依据，而且对于实现 24 小时血压平稳达标具有积极作用。面对种类繁多的血压计，老人犯了难，应该如何挑选一个适合家用、准确度又较高的血压计呢？

水银、电子血压计该选哪个好？

目前，水银血压计在医院临床上使用最为普遍，使用者通常为医院的专业人员，而且需要一定的专业培训，熟知一定的使用技巧。对非专业人士来说，正确掌握水银血压计的测量方法并非易事，而水银血压计可能因使用不当而造成严重的汞污染，在国外已趋于淘汰。

对于家庭，特别是中老年人，我们推荐使用电子血压计。电子血压计测量较为客观，方法容易掌握，便于携带和重复测量，还可以测量脉搏、储存血压和脉搏数据。市场上的电子血压计一般有三种：上臂式电子血压计、腕式血压计、指夹式血压计。

上臂式、腕式、指夹式血压计，该怎么选择呢？

腕式电子血压计不推荐使用。虽然使用和携带方便，但是它的测量数值是"腕部脉搏压力值"，其测定结果受手腕位置及腕部解剖结构的影响较大，通常仅适用于寒冷地带脱衣不方便、肥胖者没有合适袖带或是行动不便的残疾人等特殊情况下考虑代替使用。

指夹式电子血压计也不推荐使用，因为它的测量数值与上臂血压可能差别较大，而且变异的情况比较多。

上臂式电子血压计可靠性较好，被各国指南一致推荐。它主要是通过示波法间接测量血压。市场上的血压计良莠不齐，我们建议选用通过国际认证（ESH、AAMI 或者 BHS 认证）的电子血压计进行家庭测压，这一类血压计准确度较高，读数更加客观，操作比较简便。因此在选购电子血压计时，应注意看有无国际认证标识。尽量选择售后服务好的大品牌，其技术力量比较强，血压计稳定性比较好，同时最好每年送到售后服务处定点校准一次，对于使用时间比较久的血压计，可以考虑更换。

温馨提示

　　测量血压要做到固定时间、固定姿势、固定测量肢体、固定血压计，记录血压值并留取资料，便于医生详细了解您的血压情况。

老年人牙齿护理很重要

　　老年人的牙齿出现松动、脱落大多是由牙周病、牙髓病和骨质疏松症等疾病引起，而并非是自然脱落现象。因此，老年人只要积极防治上述疾病，是完全可能拥有一口好牙的。

◆ **用温水漱口刷牙。** 老年人随着年龄增大，由于牙面磨损和牙周萎缩，牙本质暴露，牙齿易出现敏感症，遇冷、热、酸、甜就感到牙齿酸软。这种反复过冷、过热的刺激，会导致牙髓炎，损害牙齿的健康。因此，用温水漱口刷牙，避免过冷、过热的刺激，可以减少牙髓炎的发生。

◆ **掉了牙及时修补。** 每颗牙齿都有不可代替的作用，牙齿出现缺失，会使人的咀嚼能力下降，从而影响对食物的消化吸收。因此，一旦出现牙齿缺失应立即进行修补，恢复牙齿的功能。

◆ **定期洗牙。** 刷牙是不能代替洗牙的。这是因为牙刷只能刷到牙齿的正面和上面，却无法刷到牙齿的背面和侧面。不洗牙的话，那么在其牙齿的背面和侧面就会形成大量的牙菌斑和牙石。

这些牙菌斑和牙石会逐渐腐蚀掉牙齿表面的珐琅质，从而使牙齿变脆。牙齿上的珐琅质一旦被完全腐蚀掉，牙本质就会暴露在外，从而可引发牙髓炎等疾病。而洗牙则可通过一些物理和化学的方法去掉牙齿各个面上的牙菌斑和牙石，从而达到彻底清洁牙齿的目的。因此，老年人应依据口腔科医生的建议养成定期洗牙的习惯。

◆ 要想达到口腔保健的目的，清洁只是最基本的工作。如果能结合一些口腔保健方式，可起到意想不到的效果。

◇ **上提舌尖**：将舌尖往后、上方提升，可以刺激唾液腺分泌唾液，加强冲洗口腔的作用，而唾液里的免疫球蛋白和溶菌酶可加强免疫，杀灭病菌。

◇ **鼓腮**：闭口鼓腮吹气动作，做伸舌左右转动，主要是锻炼面部、口唇肌肉。肌肉的运动能刺激唾液分泌，起到冲刷、自洁口腔作用。同时也可以减少皱纹，增加面部肌肉、皮肤的弹性。

◇ **吞咽**：吞咽动作是个口腔协调动作，下颌、舌、唇颊肌肉同时协调运动。早晚进行有意识的吞咽运动锻炼，能防止口腔功能减低，并畅通耳咽管。建议每次锻炼2分钟。

温馨提示

老年人要想拥有一口好牙，既要常漱口，又要常刷牙，养成定期洁治的习惯。同时，配合口腔运动等保健方式，保证口腔健康。

老年人穿衣有技巧，您知道多少？

对于老年人来讲，穿衣是非常重要的一门学问，尤其是患不同疾病的老年人，穿衣更是重要。现在就来介绍一下患不同疾病的老年人，穿衣的注意事项及一些技巧。

◆ **心血管患者，最好别穿领口紧的衣服。**

　◇ 有些老年人为了暖和，特别喜欢穿领口紧的高领衣服。老人穿过紧的衣服，不仅会影响颈椎的正常活动，还会使颈椎的血管受到压迫，从而诱发脑供血不足的症状。除此之外，还可能压迫颈动脉窦，诱发心动过缓、血压下降、头晕乏力等症状。因此，老年人最好选择领口宽松的衣服，尤其是患有心血管疾病的老年人。

◆ **静脉曲张患者，要选择合适的鞋袜来穿。**

　◇ 静脉曲张的患者，血液流通速度本来就不顺畅，如果再选择挤脚的鞋、过紧的袜子来穿，对腿部和脚部的血液回流特别不利，久而久之，就会出现脚胀、脚肿、脚凉、腿脚麻木等症状。

所以，老年人尽量选择合适的鞋子和袜子。

◆ 气管炎患者，秋冬季出门最好戴围巾。

◇ 颈部是气管炎患者最敏感的部位，选择舒适的围巾来戴，不仅可以保护好呼吸道，还会避免因受寒而加重病情。老年人戴围巾时不要把鼻子、嘴巴都捂住，因为有些围巾容易脱落纤维，尤其是羊毛、兔毛、混纺毛线材质的围巾。此外，捂住嘴还容易吸附一些灰尘和病菌，导致病情加重。

◆ 气管炎、肺气肿老年人，最好四季都穿背心。

◇ 这些老年人特别容易身体受寒，从而诱发气管炎、支气管炎哮喘、肺炎等疾病。老年人，除了要重视背部的保暖外，最好穿件棉背心，即使是夏季，最好也要穿一件单层的纯棉背心，还要多做背部按摩。

◆ 皮肤病患者，尽量别穿化纤衣服

◇ 老年人的皮肤比较薄、脆弱、干燥、不易排汗，尤其是患有皮肤病的老年人，如果再选择不透气的化纤衣服，特别容易引起皮肤干燥、瘙痒、皮炎等不良反应。因此，老年人应尽量选择透气性好的纯棉衣物。

◆ 偏瘫患者穿着的衣裤，上衣应首选开衫方扣、袖子散口的衣服，如果功能较好的患者也可选用鸡心领口套头衣服；裤子应选用带松紧带裤。正确的穿衣顺序为：

◇ 穿衣时，先穿患侧，后穿健侧；脱衣时，先脱健侧，后脱患侧。穿上衣时，患者坐好，用健手将衣袖穿进患侧上肢，拉至肩部，用健手将另一衣袖拉到健侧斜上方，穿进健侧上肢，整理衣服系扣。脱上衣时患者坐好，先脱下健侧衣袖，再用健手脱下患侧衣袖。

◇ 穿裤子时，先穿患侧至大腿处，再穿健侧至大腿处，再缓慢站起把裤子提至腰部，整理好。脱裤子时，先脱健侧，后脱患侧。

温馨提示

老年人要针对自身所患疾病掌握穿衣技巧：老年人最好选择领口宽松的衣服，合适的鞋子和袜子，以保证身体血流通畅。秋冬季出门最好戴围巾，保护颈部。最好四季都穿背心，尽量选择透气性好的纯棉衣物，避免各脏器及腰背部受凉和皮肤过敏发生。偏瘫患者穿衣时，先穿患侧，后穿健侧；脱衣时，先脱健侧，后脱患侧。

（孟春英　贾春玲　王艳红　任慧玲
姬燕琛　刘　颖　闫丽娟　张　乔）